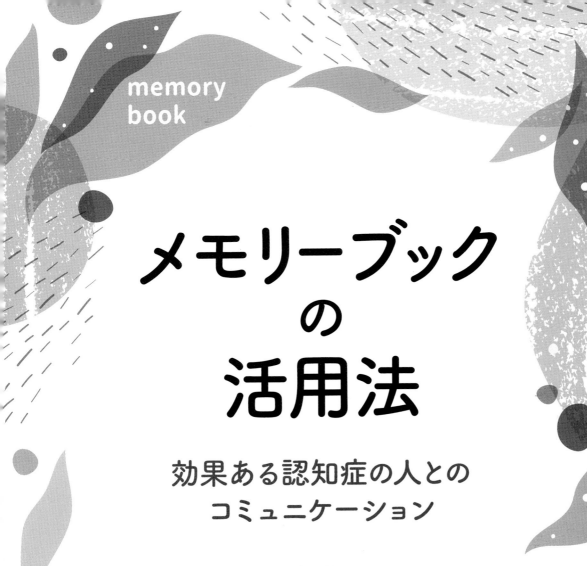

memory
book

メモリーブック
の
活用法

効果ある認知症の人との
コミュニケーション

飯干 紀代子 〔編〕

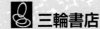

三輪書店

執筆者一覧

編者

飯干紀代子 （志學館大学人間関係学部心理臨床学科 教授／言語聴覚士・公認心理師・臨床心理士）

執筆者 （執筆順）

飯干紀代子 （同上）

小海宏之 （花園大学社会福祉学部臨床心理学科 教授／公認心理師・臨床心理士）

松田　修 （上智大学総合人間科学部心理学科 教授／公認心理師・臨床心理士）

井上善行 （日本赤十字秋田短期大学介護福祉学科 教授／社会福祉士）

小川敬之 （京都橘大学健康科学部作業療法学科 学科長／作業療法士）

椎名基晴 （椎名法律事務所／弁護士）

竹原有季 （医療法人慈和会大口病院心理相談室／公認心理師・臨床心理士）

片岡祐磨 （医療法人慈和会大口病院心理相談室／公認心理師・臨床心理士）

寶地沙紀 （志學館大学非常勤職員／公認心理師・臨床心理士）

関　道子 （京都光華女子大学健康科学部医療福祉学科言語聴覚専攻，
　　　　　京都認知症総合センタークリニック／言語聴覚士）

安島明子 （医療法人社団弥生会旭神経内科リハビリテーション病院／言語聴覚士）

石原健司 （医療法人社団弥生会旭神経内科リハビリテーション病院／神経内科医）

平山恵麻 （医療法人社団弥生会旭神経内科リハビリテーション病院／公認心理師・
　　　　　臨床心理士）

吉畑博代 （上智大学言語科学研究科言語学専攻 教授／言語聴覚士）

種村　純 （川崎医療福祉大学リハビリテーション学部言語聴覚療法学科 特任教授／
　　　　　言語聴覚士・公認心理師）

後藤麻耶 （株式会社すまいる・ランド リハデイ・すまいる／言語聴覚士）

松田美紗希 （株式会社ツクイ ツクイサンシャイン杉並／言語聴覚士）

神山未奈子 （社会福祉法人鹿児島県社会福祉事業団仁風学園／公認心理師・臨床心理士）

佐抜友美 （医療法人慈和会大口病院心理相談室／公認心理師・臨床心理士）

松田教弘 （医療法人慈和会大口病院心理相談室／公認心理師・臨床心理士）

（執筆時）

はじめに

　14年ほど前に，私は，Child Life教育研修事業団主催の「米国フロリダ大学とフロリダ州立大学視察研修」に参加しました．熊倉勇美教授の同行解説のもと，高次脳機能障害や嚥下障害に関する講義とディスカッション，施設見学などの貴重な体験を得ました．

　そのとき受けた講義の一つが，Speech PathologistであるMichelle Bourgeois教授が開発した認知症や記憶障害の人へのコミュニケーション支援技法である『メモリーブック』でした．当時，高齢者への支援を臨床研究の主軸にしていた私は，彼女の講義に深い感銘を受け，講義中も講義後も，つたない英語で彼女にたくさんの質問をしました．Michelle氏はおだやかに，優しく，私の発言に耳を傾け，私が言いたいであろうことを類推し，わかりやすい英語で返答してくれました．そして，「関心があるのだったら，ぜひやったらいいわよ」と，メモリーブックの概要を記した10ページほどのリーフレットを私に手渡し，ポイントを丁寧にアドバイスしてくれました．

　その3年後，私は科学研究費を得て，オハイオ州立大学に異動したMichelle氏のもとを再び訪れました．1週間にわたり，大学院生たちに交じって，講義，家族会への参加，カンファレンス見学など，刺激的な日々を過ごしました．このときも私のつたない英語はあいかわらずでしたが，私がその頃に行っていた臨床研究について，大学院生たちにプレゼンする機会もいただきました．Michelle氏は，やはりおだやかな笑みで私の発言に全面的に関心を寄せ，私の言葉足らずの部分を類推して大学院生たちに説明を加えてくれました．英語でのコミュニケーションに不具合を生じている私に対し，彼女は終始一貫して，実にサポーティブかつ的確な対応でした．Speech Pathologistとしての，彼女の臨床力の広さと深さに感銘を受けたことを覚えています．

　『メモリーブック』とは，人生の思い出をたずね，それを写真などと共に1冊のアルバムにまとめたものです．認知症の人に保たれている，あるいは，奥底に眠っている「思い出」や「ことばの能力」を，サポーティブで的確な誘導により，最大限引き出す支援といえます．『メモリーブック』を作成する過程で交わすコミュニケーションは，人と人が互いの人生の深い部分で関わる活動です．通常の日常会話を超えた言語活動ともいえましょう．

　日本での『メモリーブック』を用いた臨床活動を通して私が得た臨床の学びはたくさんありますが，その中の最大の確信は，「丁寧に聴いてくれる相手がいれば，人は，自分の人生について語りたいという欲求を持っている」ということです．人の基本的欲求の一つといってもいいのではないかと思っています．

　『メモリーブック』を用いた介入効果について，これまで，学会発表や講演，論文などで報告してまいりましたが，関心を寄せてくださった方々から，詳細な実施方法が知りたいという声を頂戴しました．本書は，臨床で『メモリーブック』を活用するための基本的な方法を詳細に記した実践書です．『メモリーブック』は「思い出」＝「個人情報」を扱いますので，守らなければならない留意点もいくつかありますが，それらについても具体的に述べています．

　本書が，高齢者領域で臨床活動を行っている方々にとって，認知症の人と広く深いコミュニケーションをとるための引き出しの一つになれば幸いです．

2021年3月吉日

飯干紀代子

メモリーブックの活用法 ～効果ある認知症の人とのコミュニケーション

目　次

第1章 メモリーブックの基本コンセプト

第**1**節

メモリーブックとは

飯干紀代子（言語聴覚士・公認心理師・臨床心理士）

1 過去，現在，未来を形にする

　メモリーブックとは，アメリカのspeech pathologist（言語病理学者）であるBourgeois MSが1990年に考案した[1]，認知症や記憶障害の人と日常生活でコミュニケーションを図るための支援ツールです．本人から聞き取った人生の思い出を文章にして，写真や地図，イラストなどを添えてわかりやすくレイアウトしたアルバムです（図）．

　私たちはこれまでBourgeois氏の指導・協力のもと，わが国において，認知症の患者さんを中心にメモリーブックを用いたコミュニケーション支援を行ってきました[2~5]．高齢者医療施設や介護老人保健施設などで実践する過程で，日本版メモリーブックともいうべきいくつかの変法が加わりました（表1）．

　第1点は，アルバムに記載する内容です．オリジナル版のメモリーブックでは，「過去の思い出」と「現在の生活」の2つのカテゴリーでしたが，私たちは「未来」についての記載を加えました．高齢者や認知症の人が過去を振り返ることは大切ですが，現在（いま，この瞬間）を生きること，明日を考えること，未来に思いをはせることも，時には

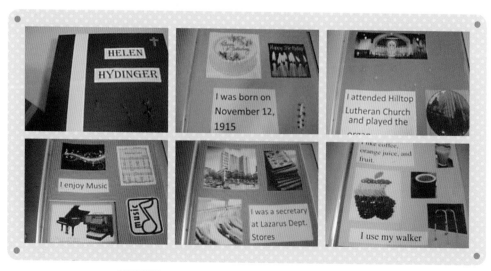

図　オリジナル版のメモリーブックの例（抜粋）

表1 日本版メモリーブックの特徴

	特　徴	具体例
1	記載内容	「過去の思い出」「現在の生活」に，「未来」を追加
2	介入形態	「個人介入」に加えて，「集団介入」の方法を考案
3	介入方法	「発話」に加えて，「書字」でも思い出などを引き出す

過去を振り返る以上に大切なのではないかと考えます．

　第2点は，セラピストと認知症の人との1対1での個人介入に加えて，集団で介入する方法を考案したことです．メモリーブックは人生の歴史をひも解いていく活動ですから，個人でのかかわりが基本といえますが，私たちの経験では，同世代の集まりの中で互いに思い出を共有することの効果がきわめて大きいことを体感しています．

　第3点は，認知症の人から思い出などを引き出す方法についてです．オリジナル版のメモリーブック，そしてメモリーブックに似ている回想法などにおいては，思い出を引き出す方法は，「こちらが質問して，相手に話してもらう」という形です．私たちはさらに認知症の人の「文字」に関する能力は，私たちが思っている以上に保たれていることに着目し，その能力を引き出すことを大事にしています．

　たしかに，認知症では，漢字の読解能力や書字能力は，認知症の早期段階から低下します．しかし，自分の名前や家族の名前，子どもの頃の思い出にまつわる漢字などは書けることが多いものです．また，日本語はアルファベットなどと違い，仮名文字と音が1対1の対応です．仮名文字を音読したり書いたりする能力は，重度の認知症であっても保たれることが示されています[6)7)]．

　漢字の一部がまちがっていたとしても，たとえ途中で書けなくなったとしても，「書く」「書こうとする」行為そのものに価値があると考えています．介護保険関連施設に入院・入所していると，長らくペンや鉛筆を握ったことがない人も多く，MMSE（mini-mental state examination）などの認知機能検査で，書くことを拒む人もいます．ところが，メモリーブックの制作活動で，自分自身の思い出を振り返る場面になると，自然にペンを持ち，字を書き，「自分にも字が書けた」と，うれしそうな表情をする対象者を多く目にします．人間にとって「ことば」の持つ意味がいかに大きいかを実感する瞬間でもあります．

　本書では，私たちが手がけてきた，これら3つの特徴が加わった「日本版メモリーブック」について，実践的な視点から解説します．

生涯発達心理学では，高齢期は人生の統合あるいは高位の自己実現を達成できる時期とされます．自己実現を成し遂げるための重要な方法として，これまでの人生の歴史を振り返ることが挙げられています．また，1980年代には，これまでの高齢期の捉え方を一新した「プロダクティブなエイジング」が提唱されるようになりました．人は生涯にわたって自分の持てる能力を開発し続ける存在であることも，現在では生涯発達心理学の基礎理論の一つとして位置づけられています．たとえ超高齢であっても，認知機能が低下したとしても，人は寿命が尽きる瞬間まで，何かしら発達する可能性を秘めているといえます．そして，自分の周りの人々に，言葉や表情，仕草などでたしかなメッセージとして，それを伝えることもできます．

メモリーブックの「memory」という語には，「思い出す」＝過去の記憶を振り返るという意味と，「覚える」＝新たに記憶を作り出すという意味の2つがあります．日本版メモリーブックは，「過去」「現在」「未来」から構成されますから，「memory」の持つ2つの意味「思い出す」そして「（これから）覚える」を忠実に反映した介入方法ともいえます．

日本版メモリーブックは，「過去」「現在」「未来」の3つから構成されます．

「過去」では，これまでの人生に関する思い出を記載します．これは，その人の「自伝的記憶」に相当します．生い立ちから，幼少期，小中高校や大学，就職，結婚，家庭，退職後など，本人が記憶している事柄を時系列につづります．

「現在」では，いまの生活に関する覚書きを記載します．現在の見当識に関する情報，例えば，入所している施設の住所や施設名，通っているデイサービスのスケジュールなどです．

「未来」は，これから先の生活への希望や期待です．認知症の人によっては，「平和」「無常」といった形而上学的なことを話す人もいます．一方で，「うなぎを食べたい」「温泉に入りたい」といったほほえましくも切実な望みを記す人もいます．なんでもよいのです．経験的には，たとえ重度認知症の人であっても，こちらが丁寧に聴取していくと，本人なりの希望を引き出せることが多いものです．

メモリーブックは，「過去」「現在」「未来」の3つすべてを作成することが基本ですが，対象者の重症度や用途によっては，必要に応じた一部分のみを作成したり，利用したりすることも可能です．

4 メモリーブックにより期待される効果

　メモリーブックを用いた支援により期待される効果は5つあります（表2）．第1は，過去を回想することによる情動の安定です．認知症に対するエビデンスのある介入方法として位置づけられている回想法で得られる効果とほぼ同じといえます．

　第2は，現在の見当識に関する能力の向上です．これも，同じくエビデンスが高いといわれる現実見当識訓練（reality orientation法：RO法）で得られる効果とほぼ同じといえます．

　第3は，過去・現在・未来を通して自分の人生を考えることがもたらす人生への肯定感の促進です．人生のある一部分を取り出すのではなく，生い立ちからこれまでを時系列で思い出し，それをアルバムという形で改めて見返すことから得られる効果といえます．

　第4は，メモリーブックを作成する過程で，口述する，字を書く，アルバムにまとめられたものを音読し理解することがもたらす言語機能の改善です．

　第5は，認知症の人を取り巻くスタッフや家族が，その人の人生の歴史や未来への思いなどを知ることにより，その人に対する理解が深まること，それが良好な関係性を促進することです．なお，これらの効果に関する詳細については，第5章に詳しく述べられていますので参照してください．

表2 メモリーブックに期待される効果

1	情動の安定
2	見当識の向上
3	人生への肯定感の促進
4	言語機能の改善
5	家族やスタッフなどの本人理解の促進

文献

1）Bourgeois MS：Enhancing conversation skills in patients with Alzheimer's disease using a prosthetic memory aid. *J Appl Behav Anal* **23**：29-42, 1990
2）飯干紀代子：コミュニケーション支援におけるエビデンスの可能性—言語聴覚士の立場から自験例を通して．高次脳機能研究 **32**：468-476, 2012
3）飯干紀代子：メモリーブックを用いた支援．三村　將，飯干紀代子（編著）：認知症のコミュニケーション障害—その評価と支援．医歯薬出版，pp154-165, 2013
4）後藤麻耶，齋藤まなこ，飯干紀代子，他：中等度アルツハイマー型認知症例に対するメモリーブックを活用した認知コミュニケーション訓練．言語聴覚研究 **11**：21-28, 2014
5）飯干紀代子，藤本憲正，阿部弘明，他：アルツハイマー型認知症患者に対するメモリーブックを用いたグループ介入の効果：無作為化比較試験に向けた試み．高次脳機能研究 **38**：247-254, 2018

6) Welland RJ, Lubinski R, Higginbotham DJ : Discourse comprehension test performance of elders with dementia of the Alzheimer type. *J Speech Lang Hear Res* **45** : 1175-1187, 2002

7) Bourgeois MS, Hickey EM : Cognitive, language and behavioral characteristics across the stage of dementia. Dementia. Psychology Press, pp41-78, New York, 2009

記憶とは

小海宏之（公認心理師・臨床心理士）

　記憶とは，「過去の経験したことを覚えていて，後でそれを思い出す過程である」と定義されるでしょう．また，脳機能および記憶過程との関連では，「脳に残すことができる形に符号化し，それを脳が保持し，後になって必要なときに取り出して意識や行為の中に再現する現象である」とされています（河内，2013）[1]．なお，記憶と関連する脳構造とその連絡路として，パペッツ（Papez）回路（内側辺縁系回路：海馬–脳弓–乳頭体–視床前核群–帯状回–海馬）とヤコブレフ（Yakovlev）回路（外側辺縁系回路：扁桃体–視床背内側核–前頭葉眼窩皮質–鉤状束–側頭葉前部皮質–扁桃体）が有名です（図1）[2]．

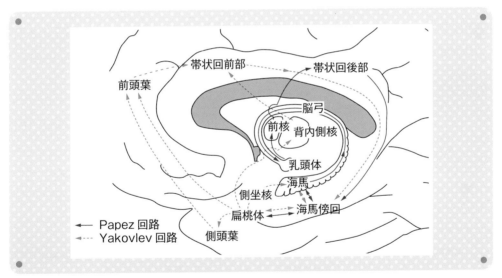

図1 **Papez回路とYakovlev回路**（川村光毅：精神医学の基礎となる知識：脳の形態と機能―精神医学に関連して．上島国利，他（編）：精神医学テキスト．南江堂，p23，図 I -14，2000より引用，一部改変）

1 記憶の3過程

　記憶には①符号化，②保持，③取り出しの3つの過程があります．

　符号化（coding；登録 registration ともいいます）は，外界から入力された情報がいったん感覚器官を経由し，主体に知覚，認知されることです．また，保持（retention；把持ともいいます）は，符号化された情報を保持し続けることであり，後述する保持時間

の長短により区別する概念があります．さらに，取り出し（recollection；再生recallともいいます）は，符号化および保持された情報を必要に応じて呼び出すことであり，再生の形の主なものとして，手がかりなしで思い出す自発再生（voluntary recall），手がかりで思い出す補助再生（cued recall），提示された選択肢から思い出す再認再生（recognition）などがあります．

2 記憶の分類

　記憶には，さまざまな分類法がありますが，保持時間の長短により，感覚記憶，短期記憶，長期記憶に区別されることがあります．

　感覚記憶とは，目や耳など感覚器から入力された感覚刺激を，意味に符号化せず感覚情報のまま保持することです．視覚的感覚記憶（アイコニックメモリ）の保持時間は数百ミリ秒程度，聴覚的感覚記憶（エコイックメモリ）の保持時間は数秒程度と考えられています．

　短期記憶とは，ごく短時間，限られた量の情報を保持することです．明確な保持時間の定義はありませんが，おおよそ数秒から数十秒程度で，保持される情報量は7±2チャンク[注1]程度と考えられています．

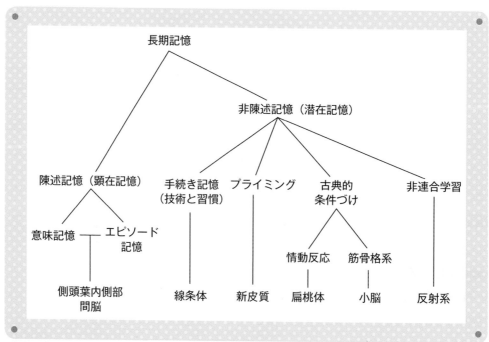

図2　長期記憶のモデル（文献3の翻訳．小海宏之：神経心理学アセスメント・ハンドブック 第2版．金剛出版，2019より引用，一部筆者改変）

注1：情報処理の心理的な単位．一度に記憶できる情報量をあらわす

　長期記憶とは，長時間（内容によっては永続的に）情報を保持することであり，Squire & Zora（1996）[3]によるモデルが有名です（図2）[4].

　そして，言語化して再生できる陳述記憶（顕在記憶）と，言語化して再生できない非陳述記憶（潜在記憶）に分類できます．陳述記憶は，さらに，意味や知識など事実に関する意味記憶と，時間・場所・人などの属性を含んだ出来事に関するエピソード記憶に分類でき，これらは側頭葉内側部や間脳が深く関与するとされます．

　また，非陳述記憶は，さらに手続き記憶，プライミング，古典的条件づけ，非連合学習に分類されます．手続き記憶は，自動車の運転や包丁の使い方など技術や習慣に関する記憶であり，線条体が深く関与するとされます．また，プライミングは，過去の経験（先行刺激）が無意識的にその後の記憶情報処理を促進する記憶であり，新皮質が深く関与するとされます．そして，古典的条件づけとは，有名なロシアの生理学者であるパブロフによるイヌを使用した唾液条件づけ実験による条件反射現象のことです．これは，イヌにベルの音（中性刺激[注2]）を聞かせると耳をそば立て（無関連反応），また食物（無条件刺激）を与えると唾液分泌（無条件反応）とそれぞれの反応を示します．次いで両者を一対にして提示すると，数回の後ではベルの音（条件刺激）だけで唾液分泌（条件反応）を示すようになります．つまり，無条件刺激に対する無条件反応が，対提示を繰り返すことにより，条件刺激に対する条件反応に置き換えられることをいいます．

　私たちが生活の中でよく経験する古典的条件づけとしては，梅干しを見ると唾液が出るなどのように，経験の繰り返しや訓練により本来は結びついていなかった刺激に対して，新しい反応（行動）が形成される記憶に基づく生理反応のことであり，特に恐怖や怒りなどの情動反応として扁桃体が深く関与し，さらに筋骨格系の運動反応として小脳が深く関与するとされます．また，非連合学習には反射系が深く関与するとされます．

　そのほか保持される内容の時制による区分としては，過去の出来事に関する記憶として回想記憶と，将来の行動に関する記憶として展望記憶に分類することもあります．

3　高齢者の記憶の特徴

　記憶の発達曲線にはシンメトリー性があり，手続き記憶システム→知覚表象システム→意味記憶システム→エピソード記憶システムの順に発達しますが，高齢期では逆の順番，すなわち，エピソード記憶システム→意味記憶システム→知覚表象システム→手続き記憶システムの順に衰えるとされています[5].　また，加齢による記憶の発達的変化はその種類によってさまざまであり，ワーキングメモリ（短い時間，あることを記憶にと

注2：本来は生体に反応を起こさない刺激

どめておくと同時に，認知的な作業を脳内で行う記憶．作動記憶ともいいます），エピソード記憶，展望記憶の能力は低下しますが，短期記憶，意味記憶，手続き記憶など潜在記憶の能力低下は少なく，叡智や判断能力は加齢とともに向上するとされています[6]．

　また，エピソード記憶の一種である自伝的記憶は，生活経験に関するエピソード記憶のうち，「人が人生において経験した出来事の記憶」であり[7]，自己 (self)，社会 (social)，指示 (directive) の3つの機能があります[8]．自己機能とは自己の連続性や一貫性を支え，望ましい自己像を維持する機能であり，社会機能とは対人関係の形成や維持を支え，コミュニケーションを豊かにする機能であり，指示機能はさまざまな判断や行動を方向づける機能とされています．また，特に青年期から成人前期の自伝的記憶がアイデンティティに影響を及ぼし[9]，さらに高齢者では，10～30歳代にかけての出来事の想起が多いという，レミニッセンス・バンプ（reminiscence bump）現象がみられるのが特徴です[10]．

文献

1) 河内十郎：神経心理学─高次脳機能研究の現状と問題点 心理学の世界 専門編 17．培風館，2013
2) 川村光毅：精神医学の基礎となる知識─脳の形態と機能：精神医学に関連して．上島国利，立山萬里 (編)：精神医学テキスト．南江堂，pp12-29，2000
3) Squire LR, Zola SM：Structure and function of declarative and nondeclarative memory systems. *Proc Nati Acad Sci USA* **93**：13515-13522, 1996
4) 小海宏之：神経心理学的アセスメント・ハンドブック 第2版．金剛出版，2019
5) 太田信夫：記憶の生涯発達心理学概観．太田信夫，多鹿秀継 (編著)：記憶の生涯発達心理学．北大路書房．pp1-5，2008
6) 石原　治：高齢者の記憶の特徴．太田信夫，多鹿秀継 (編著)：記憶の生涯発達心理学．北大路書房，pp272-281，2008
7) 佐藤浩一：自伝的記憶の機能と想起特性．群馬大学教育学部紀要 **56**：333-357，2007
8) Bluck S：Autobiographical memory: exploring its functions in everyday life. *Memory* **11**：113-123, 2003
9) Addis DR, Tippett LJ：Memory of myself：autobiographical memory and identity in Alzheimer's disease. *Memory* **12**：56-74, 2004
10) Rubin DC, Wetzler SE, Nebes RD：Autobiographical memory across the lifespan. In Rubin DC (ed)：Autobiographical memory. Cambridge University Press, Cambridge, pp202-221, 1986

COLUMN

認知症の人と記憶

米国精神医学会による精神障害の診断基準であるDiagnostic and Statistical Manual-Ⅳ-TR (DSM-Ⅳ-TR) (American Psychiatric Association, 2000)[1] までは，認知症を診断するうえで記憶障害は必須項目でしたが，Diagnostic and Statistical Manual-Fifth Edition (DSM-5) (American Psychiatric Association, 2013)[2] からは必須項目ではなくなっています．しかし，認知症のサブタイプとしてもっとも多いとされるアルツハイマー病による認知症 (DSM-5) では，「確実なアルツハイマー病」と診断するうえで，(1) 家族歴または遺伝子検査から，アルツハイマー病の原因となる遺伝子変異の証拠がある，(2) 以下の3つすべてが存在している；(a) 記憶，学習，および少なくとも1つのほかの認知領域の低下の証拠が明らかである，(b) 着実に進行性で緩徐な認知機能低下があって，安定状態が続くことはない，(c) 混合性の病因の証拠がないこととされています．したがって，記憶障害の有無は，「確実なアルツハイマー病」と診断するうえで重要なマーカーとなります．

なお，アルツハイマー病では，エピソード記憶が強く障害され，特に前向健忘（損傷時点よりも新しい情報の記憶障害）が強く，数分前の出来事をまったく覚えていないほど重篤になりやすいです．一方，過去の記憶は比較的に保たれますが，進行とともに逆向健忘（損傷時点よりも以前の情報の記憶障害）も強くなり，結婚した事実そのものを忘れてしまうこともあります．前頭側頭葉変性症，皮質基底核変性症，進行性核上性麻痺などでは，一般的にエピソード記憶障害はアルツハイマー病ほど重篤ではありません．

したがって，記憶障害をアセスメントする際は，記憶検査の点数のみに頼らず，日常のエピソード記憶を評価することが重要です．また，意味記憶は前頭側頭葉変性症の中の意味性認知症で特徴的に障害され，ある物品の名称，内容，使用法などすべての知識が失われることがあります．さらに，手続き記憶は，ハンチントン病などの基底核や小脳の障害を伴う認知症疾患では早期から障害されますが，アルツハイマー病などでは少なくとも初期には比較的保持されます[3]．

文献

1）American Psychiatric Association：Quick reference to the diagnostic criteria from DSM-Ⅳ-TR. 2000. 髙橋三郎，大野　裕，染矢俊幸（訳）：DSM-Ⅳ-TR精神疾患の分類と診断の手引 新訂版. 医学書院，2003

2）American Psychiatric Association：Diagnostic and Statistical Manual of Mental Disorders, Fifth Edition. 2013. 日本精神神経学会（監修），髙橋三郎，大野　裕（監訳），染矢俊幸，神庭重信，尾崎紀夫，他（訳）：DSM-5精神疾患の診断・統計マニュアル. 医学書院，2014

3）博野信次：高次脳機能障害. 大内尉義（監修），浦上克哉（編）：老年医学の基礎と臨床Ⅱ―認知症学とマネジメント. ワールドプランニング，pp124-131，2009

第3節

思い出の持つ力

松田 修（公認心理師・臨床心理士）

1 思い出とは

1 思い出とは何か

「思い出の持つ力」を論じる前に，思い出とは何かを整理しておきます．広辞苑第七版[1]で「思い出」を調べると，"① 前にあった事柄で深く心に残っていることが思い出されること．また，その事柄．また，そのきっかけとなるもの．② 後々まで思い出しても楽しくなること．また，そのさま．" と書かれています．この記述を筆者なりに分解し，要素を取り出した結果が表です．

「思い出すこと」とは思い出を意識化する行為です．すなわち，脳内にある記憶のデータバンクから，特定のデータを取り出す行為です．取り出す行為を「想起」あるいは「検索」と呼びます．「思い出す対象」は，思い出される事柄のことです．思い出の内容や種類といえます．「思い出すための手がかり」は，思い出すためのきっかけのことです．人の記憶には，無意図的にふと浮かぶ記憶もありますが，何かがきっかけとなって思い出すことや，手がかりを使って意図的・積極的に何かを思い出そうとして思い出すことがあります．「思い出すときの様子」とは，思い出すさま，あるいは思い出す最中や思い出した後に起こる感情や態度を意味します．

思い出は，記憶と関係の深い概念であることがよくわかります．

表　辞書的定義としての思い出

思い出すこと	・想起・検索
思い出す対象	・思い出の内容・種類
思い出すための手がかり	・想起・検索を促進するもの
思い出すときの様子	・思い出し方（言語化して思い出せる記憶と言語化できない記憶がある）

2 思い出と記憶

　思い出はエピソード記憶に含まれる記憶として分類されます．エピソード記憶は，出来事の記憶です．「いつ」「どこで」といった時間や場所の情報が付随する過去の出来事の記憶です．エピソード記憶は，永続的に保持できる長期記憶の中に含まれる記憶です（図1）[2]．

　長期記憶には，エピソード記憶のほかに，意味記憶や手続き記憶などがあります．意味記憶は知識に関する記憶のことで，そこには言葉の意味，歴史上の人物，算数で習った公式などの記憶が含まれます．他方，手続き記憶は動作や技能の記憶で，そこには自転車の乗り方，楽器の演奏の仕方，包丁の使い方など，意識しなくても自動的に思い出せるタイプの記憶が含まれます．手続き記憶は，思い出すときに言語化することができない記憶なので，非宣言的記憶というグループに分類されます．これに対して，エピソード記憶と意味記憶は，思い出すときに言語化することができる記憶なので，宣言的記憶に分類されます．

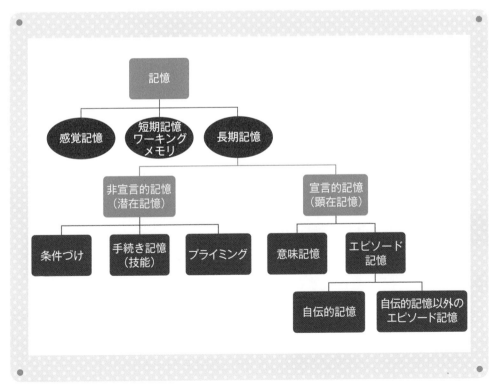

図1 **記憶の分類**（増本康平：記憶のしくみと老化の原因．佐藤眞一，他（編著）：よくわかる高齢者心理学．ミネルヴァ書房，p63，2016より引用，一部筆者改変）

3 自伝的記憶をどう扱うか

　エピソード記憶の中でも，特に，思い出す人にとって重要な意味を持つ記憶を自伝的記憶と呼びます．重要な意味を持つとは，その出来事が個人の価値観，進路，人生の目標，行動様式の形成と密接に関わることを意味します．増本[3]によると，自伝的記憶は自己の経験（自分史）に関する記憶であり，将来の行動の選択，自己概念の維持，コミュニケーションの促進，感情のコントロール（感情調整）といった心理機能の基盤をなします．すなわち，自伝的記憶は，個人の人格形成や現在のアイデンティティの根本に深く関わる思い出です．

　ところで，自伝的記憶の中には，誰かに伝えたい，披露したいと思える出来事もあれば，自分の心の中だけにずっと，そっとしまっておきたいと思う出来事もあります．前者の出来事の場合，本人が語る思い出を受けとめる良い聞き手の存在が，本人の自尊感情や自己効力感を高めます．他方，後者の出来事の場合は，本人自身の心の中での回想を尊重することが大切です．すなわち，無理やり心をこじあけて，語らせてはいけないのです．「この人なら話してもよい」と本人が思える人の存在が大切です．私たちが，そのように思ってもらえる存在になった場合には，その人の語りを共感的・受容的に傾聴します．

　思い出を語ることは，自己開示を伴います．自伝的記憶はその人らしさを形成する，非常に私的でデリケートな記憶です．自伝的記憶を語ってもらうには，この人なら自己開示をしてもよいと思える信頼関係が不可欠です．そうした関係性の形成が不十分な状況で思い出を語らせることに治療的効果はありません．それどころか，本人の心を深く傷つけるといった，期待とは正反対の結果を生じさせる危険もあります．思い出しても，決して語らず，自らの心の中だけでとどめたいと思っている人の意思は常に尊重されなければなりません．

2 　思い出の持つ力(図2)

1 アイデンティティを形成する力

　思い出は，個人のアイデンティティ形成に大きな力を持ちます．先ほど述べたように，思い出の記憶であるエピソード記憶のうち，特にその人の人生やアイデンティティの形成に重要な影響を与えた出来事の記憶を自伝的記憶と呼び，個人の人格形成やアイデンティティの発達に大きく重要な影響力を持ちます．

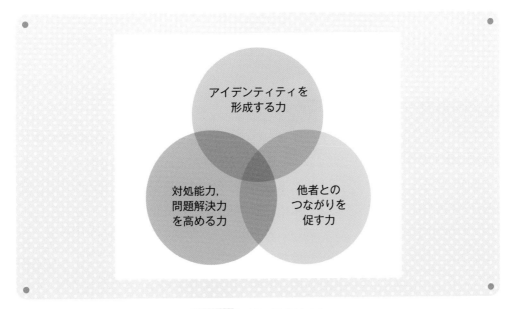

図2 思い出の持つ力

　ライフレビュー[注1]や回想法[注2]など，高齢者が自分の人生を振り返ることの心理的効果についてはすでに論じられていますが[4]，若者にとっても自伝的記憶を思い出すことは，自己理解に重要な作用をもたらす可能性があります．

　山本[5]は，重要な自伝的記憶の想起がアイデンティティの達成度に影響するのかを，231人の参加者（大学生）から協力を得た実験を通じて検討しています．実験では，参加者に対してアイデンティティ尺度による測定を実施した後，重要度の高い（重要度高群），あるいは重要度の低い（重要度低群）自伝的記憶の想起をそれぞれに促し，その後，再度アイデンティティ尺度による測定を実施しました．その結果，山本は，"自伝的記憶想起前には，重要度高群と重要度低群の間のアイデンティティ尺度得点に差はなかったが，自伝的記憶を思い出した後は，重要度高群のほうが，重要度低群よりもアイデンティティ尺度得点が増加し，また，重要度の高い自伝的記憶は重要度の低い自伝的記憶と比べて，鮮明でかつ感情喚起度が高く，快であり，想起頻度が多く，想起者のアイデンティティ形成における中心的な役割を果たしていることが明らかになった"と述べています．

　この結果から山本[5]は，自伝的記憶の想起を通して自己を捉えなおす機会の重要性を改めて指摘するとともに，人生における自我の統合を目指したライフレビューや回想法で示唆されてきた「回想（過去を顧みること）」の重要性が，高齢者だけでなく，「青年

注1：対象者のライフヒストリーを系統的に聞き，過去の人生を整理し，その意味を探求することを通じ，人格の統合を目指すかかわり（黒川，2005）[6]
注2：対象者の人生にあったさまざまな出来事や過去の思い出に「良き聞き手」として関与するかかわり．高齢者に対する代表的な心理療法の1つ（黒川，2005）[6]

期における自己の問題」，すなわち，自己を見つめなおし，自己評価を高めることにつながる可能性を指摘しています．思い出の持つ力を知るうえで重要な示唆を与える研究といえます．

2 対処能力・問題解決力を高める力

　人生は山あり谷ありです．いいときもあれば悪いときもあります．人は経験を通じて知識や技能を獲得します．知識や技能は意味記憶や手続き記憶に分類されますが，その出来事をいつどこで経験し，その出来事を通じて自分は何をどう学んだのかを思い出すことは，自伝的記憶を想起することに相当します．過去の経験で獲得した知識と技能で十分に対処可能な問題ばかりならばいいのですが，そうはいかないのが人生です．

　高齢期は，特に，過去の知識や経験だけでは解決しえない課題，いままでの方法では事態の好転が望めない課題に直面しやすい時期かもしれません．それでもなお，そのようなときに力となるのが，「あの時あの場所で自分はどうしたか」という長期記憶です．長期記憶の中の記憶（経験）が，目下の問題への対応に重要なヒントを与えてくれることは，多くの人が経験していることでしょう．個人の記憶（経験）が，その人を助けてくれるのです．しかし，それだけではありません．ある個人の記憶（経験）が，他の人を助けてくれることもあるのです．すなわち，個人の経験（思い出）は，それを経験した人だけを助けるわけではないのです．その思い出を語り残すことは，同様の問題に直面する他の人々に重要な示唆を与えることがあります．思い出はその持ち主だけでなく，思い出を共有できる他者の人生にも力を与えることができるのです．

3 他者とのつながりを促す力

　思い出は，他者とのつながりを持つきっかけ，そしてそれを維持する力を持ちます．同じ時期，同じ場所で一緒に過ごした人との思い出は，時空を超えて互いがつながる機会を与えてくれます．同窓会，旧知の友との語らい，家族や親戚の集まりは，そうした思い出の力を実感させてくれます．

　しかし，思い出にはもっと大きな力があります．それは同じ時期，同じ場所で一緒に過ごさなかった人とも，すなわち，個人の思い出を知らなかった人との間にも新たなつながりを作ってくれる力です．写真，動画，日記，あるいは自らの語りによって，自分の思い出を，それを知らない人に伝えることで，他者とつながることができます．次世代に自分の思い出を語ることは，人生後半の重要な発達課題である，世代継承性の促進という効果も期待できます．

　グループ回想法が高齢者の心の健康を高めるのは，他者と関わる喜びが生まれるからかもしれません．思い出という出来事の共有と，そこで再体験される感情の共有が，人

と人との心の「つながり」を生み，それがグループ回想法の心理療法としての重要な作用機序になっているのかもしれません．

3 思い出は変わらないがその意味は変えられる

　思い出には，個人の現在と未来にポジティブな影響を与え，そして，過去の出来事に対する評価を適切なものへと導く肯定的な作用と，反対に，個人の現在と未来にネガティブな影響を与え，過去の出来事に対する評価をくもらせる，あるいは歪ませる否定的な作用があります．肯定的な作用は，個人のウェルビーイング（well-being；幸福感）を高め，他方，否定的な作用は，個人のウェルビーイングを低下させます（図3）．

　同じ出来事であっても，それをどんなとき，誰と，どんなふうに思い出すのかによって，その出来事に対する評価は変わることがあります．例えば，子どもの頃の失敗や挫折のエピソード記憶から，「だから自分はダメなのだ」としか評価できないときもあれば，同じ出来事から，「しかしそれは自分のその後の努力の大きな原動力となった」と評価できるときもあります．前者のように思い出の持つ否定的な側面ばかりに注目し，繰り返し自分はダメだと思い出すことは，ウェルビーイングの低下につながります．心が疲れているとき，自信を失っているとき，先が見えないとき，不安で仕方ないとき，私たちは自分の過去の出来事を否定的に評価してしまいがちになります．そのようなと

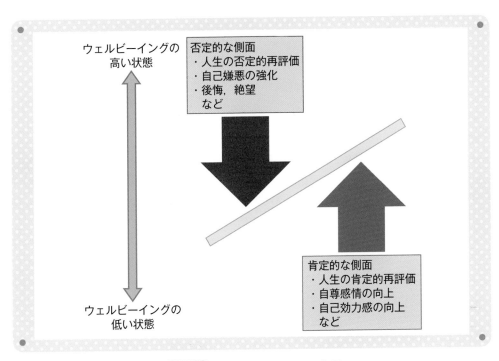

図3 思い出の持つ2つの作用

きでも，「100−1はゼロではない」と，残りの99に目を向けさせてくれるような，すなわち，その人の人生の価値を見出すことを支えてくれるセラピストがいたら，同じ出来事に対する意味づけは変えられます．100とは人生の出来事全体（エピソード記憶のすべて）を意味し，1とは1つのよくない出来事を意味します．1つのよくない思い出だけを繰り返し思い出すこと（反芻）は，ウェルビーイングを低下させ，さらなる自己評価の低下を生じさせますが，セラピストの力を借りて，こうした考え方を変えることができたら，残りの99の出来事に目を向け，その出来事の記憶がウェルビーイングを高める力となるはずです．

　過去の事実を変えることはできません．しかし，その事実に対する評価は変えることができます．ここに思い出の持つ治療的価値が隠されているのかもしれません．

COLUMN

認知症の人と回想法

　回想法は「思い出」を活用した心理療法です．黒川（2005）[1]によると，1963年にアメリカの精神科医ロバート・バトラー（Butler RN）が提唱して以来，高齢者の心理療法として広がりました．バトラーは，「高齢者の回想は自然で普遍的な過程である」と，高齢者の回想に積極的な意味を見出し，回想を治療に応用しました．現在，回想法は，高齢者，特に認知症の人の治療に役立てられています．

　認知症の人に対する回想法には，「良き聞き手の存在」と「回想を促す良き手がかり」が不可欠です．聞き手となるセラピストは，参加者の回想に共感的・受容的な姿勢を基本としながら，時には意図的に介入し，回想のプロセスを支援する役割が求められます．回想法には個人回想法やグループ回想法などいくつかの形式がありますが，もっとも広く行われるグループ回想法では，セラピストは参加者間の社会交流やピアサポートを促進する役割も担います．

　回想を促すには，参加者になじみ深い写真や物品などを使用します．参加者の長期記憶の中にある思い出（エピソード記憶）と結びつく手がかりが良き手がかりとなります．この点がとても重要です．個人の写真や道具など，その人になじみのある手がかりはとても良い手がかりだといえます．しかしその一方で，昔流行したおもちゃや，歌は，参加者にとってそれが良い手がかりとはならないことがあります．一人ひとりの興味や関心はもちろんですが，いつ，どこで，どんなふうに過ごしたのかなど，生まれた年や育った場所や環境によっても，手がかりの作用は異なります．20年前の80代といまの80代とでは，子ども時代の社会状況は違います．20年前に集めた回想の手がかりを長年使い続けている病院や施設の皆さんは，それがいまの参加者にとって良い手がかりなのかどうかを点検してみてはいかがでしょうか．

　回想法というと，何十年も前のエピソード記憶の回想だと考える人が多いと思います．

それはまちがっていません．なぜなら，認知症の人は，新しい情報の学習（覚えること）が難しいので，最近の出来事は長期記憶として定着されにくいのに対して，昔の出来事はしっかりと記憶の中に保持されていて，それを思い出すことが可能だからです．しかし，比較的若い人や最近の出来事にも関心を持ち続けている人の中には，ずっと昔のことより，最近のことを振り返りたい，それを聞いてほしいと思う人がいます．子ども時代よりも成人期や中年期を振り返りたい人や，最近の国内外の社会情勢を振り返り，今後の社会のありようを仲間と語り合いたい人もいます．回想法のテーマは，何も子ども時代や遠い昔のことに限定されません．その人にとってどんな思い出を言語化することが大事なのかを見抜く力がセラピストには求められます．認知症になっても，最近の出来事を振り返り，そこからこれから歩むべき未来について考えたいと願う人がいることを決して忘れてはいけません．

　最後に，ICTや動画配信サービスを利用することで，昔のニュースや道具の動画や写真を手がかりにすることが可能になりました．もしかしたら近い将来，スマートフォンに保存されたメモリー（データ）が3D映像で実体化され，あたかもそこに自分がいるかのような体験をしながら回想法ができる時代がやってくるかもしれません．どうなるでしょうか．楽しみです．

文献

1）黒川由紀子：回想法―高齢者の心理療法．誠信書房，2005

文献

1）新村 出（編）：広辞苑 第七版（電子版ver1.2）．岩波書店，2018
2）増本康平：記憶のしくみと老化の原因．佐藤眞一，権藤恭之（編著）：よくわかる高齢者心理学．ミネルヴァ書房，pp62-65，2016
3）増本康平：高齢者の自伝的記憶．松田 修（編著）：最新老年心理学―老年精神医学に求められる心理学とは．ワールドプランニング，pp97-110，2018
4）Butler RN：The life review：an interpretation of reminiscence in the aged．*Psychiatry* **26**：65-75，1963
5）山本晃輔：重要な自伝的記憶の想起がアイデンティティの達成度に及ぼす影響．発達心理学研究 **26**：70-77，2015
6）黒川由紀子：回想法―高齢者の心理療法．誠信書房，pp23-24，2005

共感的理解と傾聴

井上善行（社会福祉士）

1 思い出を引き出すために不可欠な共感的理解

　頭の中に思い描いたイメージに本人の言葉が添えられることで，記憶がその人独自のものとして表現されます．しかし，思い出や未来をイメージしながら，その気持ちや考えなどを言葉にして紡ぎ出すという作業は困難を極めます．そのようなとき，自分の傍にいる人が話を聴いてくれると，すらすらと語りが引き出されることがあります．

　共感的理解（empathetic understanding）は，こうしたときに聞き手の心の中で意図的に行われているものです[1]．この共感的理解を重要視したのが，クライアント中心療法（client-centered therapy）を提唱したロジャーズ（Rogers CR）です．聞き手は，自分の感情や考えをいったん脇に置いて，相手が感じている世界に入り込んで，先入観を持たずに話を聴きます．そこから語り手の経験の意味合いを感じ取り，その感じ取った感覚が正確なものかどうか相手に確かめる，こうしたプロセスが共感的理解であるとされています．共感的理解に加えて，「無条件の積極的関心」と「自己一致」がカウンセリングにおける中核3条件とされています[2,3]．

　つまり，聞き手は，自分の感情や価値観を自己覚知[注]することで，語り手と違っていても，語り手をそのまま受けとめられるようになります．それが，語り手に「わかってもらえている」という安心感を与え，さらに語りが促進されることになります．

　この共感的理解のプロセスを土台にして，相手の話を聴くことを「傾聴（listening）」といいます．

2 傾聴する態度

　このように，傾聴はただ相手の話を黙って聞いていることではありません．メモリーブック作成においては，本人の語りがそのまま素材として活用されることからも，傾聴によって本人の語りを促進することが必須となります．

注：自分の思考や感情，心理的傾向や価値観などを意図的に振り返って深く知り，自己を多面的に理解していくこと

　基本となるのが，話した内容に異を唱えたり，否定したりしないことです．語った出来事が史実と違ったり，考え方に納得できなかったりしても，その内容に対して評価を下さず，そのまま受け取るように聴きます．

　次に重要なのが，本人を尊重し関心を持って聴くことです．相手を理解したいという気持ちが，姿勢や表情や声の調子などの態度にあらわれます．ただし，関心を持つといっても，聞き手の個人的興味で質問をするのではなく，本人の語りを促すために，本人は何を感じたのか，何を考えたのか，何を大切にしているのかといったことを掘り下げることが重要となります．

3　傾聴の基本的な技法

　傾聴技法は，信頼関係を形成し，安心して心の内を語り出せる場を作り出すことを目的として行われます[4]．そうすることで，本人は本音を自由に語ることができるとともに，自己内対話が促進することで，経験を人生の中に意味づけて語ることができるようになります．傾聴の技法はさまざまありますが，メモリーブック作成においては，次のような基本的技法を身につけることで，深い理解につながります．

1　ペース合わせ（ミラーリング）

　相手のペースに合わせることで，本人は安心感を持ってその場にいて語ることができます．これは，相手の話の歩調に合わせるという意味ではなく，具体的に図に示したよ

呼吸を合わせる
〔深さ，速さ，リズムなど〕

姿を合わせる（鏡合わせ，ミラーリング）
〔動作，しぐさ，表情（口や目の動きなど），手脚の位置など〕

声を合わせる
〔声の調子，大きさ，高さ，速さなど〕

言葉を合わせる（オウム返し，言い換え）
〔感情の入った言葉，強調した言葉など〕

表現を合わせる
〔相手が使う五感の表現（「〜にみえる」「〜に聞こえる」「〜な感じ」など）〕

図　ペースを合わせる5つの要素（筆者作成）

うな，身体や表現に合わせることです．この技法は，さまざまな傾聴技法の基盤となるといえます．

2 感情の受容（うなずき，相づち）

話に合わせて適度にうなずいたり，「えぇ」「はい」「そうですね」など相づちを打ったりしながら聴きます．これは，相手の話をしっかりと聴いていることや，聴き入っていることだけでなく，その内容を受けとめながら聴いていることも意味します．

3 繰り返し，感情の反射

繰り返しの技法は，本人が語りで用いた言葉を，そのまま同じ言葉で繰り返して投げ返すことです．これは **1** ペース合わせの「言葉を合わせる」で例示した「オウム返し」と同義です．また，感情の反射は，語られた感情表現に焦点をあてて，その感情表現を相手に投げ返すことです．これらを行うことは，相手の語りを評価することなく受容していることのあらわれとなり，語りの促進につながります．また，投げ返された本人は，再度自分の発した言葉や感情を自覚して吟味することになり，記憶を掘り下げることにもつながります．

4 非指示的リード

話した内容について，もっと詳しく聞きたいときに自由に語ってもらうよう促すことを非指示的リードといいます．「例えば，どういうことですか？」「それから，どうなったのですか？」とたずねることで，話を継続して展開していくことに活用されます．これは，本人主導の話の場であることや，聞き手が関心を持っていることをあらわすことにつながります．

5 沈黙

対象者の沈黙の意味はさまざまです．疲労や意識状態の低下による沈黙の場合には，すぐに作業を打ち切る必要があるので，健康状態の観察は必須になります．しかし，本人が自己内対話を深めているために時間がかかって生じる沈黙は，より深い語りにつながる契機となるので，じっくりと待つ必要があります．過去の経験を語るときや，感情を交えた話題になるほど，沈黙した状況になることが多いです．このとき，聞き手は沈黙に耐え切れずに，場を和ませようとして話題を変えたりしてはいけません．沈黙が意味するところを察するには，ペース合わせを徹底することが有効です．

高齢者と視覚イメージ

　高齢期になると，多かれ少なかれ視力が低下します．日常生活の会話でも「見えにくくなって困るね……」と訴えることがしばしばです．白内障や緑内障，加齢黄斑変性症など，高齢者によくみられる器質的な眼科疾患では，近視や遠視のような単なるピント調整の問題だけではなく，視野や視角が狭くなったり，羞明感が強かったりします．眼科疾患がなくても，動体視力が低下するなど機能低下もみられます．しかし，視力低下に比例して視覚から得られる情報が減少するとはいえ，視覚へのアプローチは積極的にすすめるべきものです．

　「思い出補正」という言葉を聞いたことがある人も多いでしょう．「思い出補正」とは，過去に自分が体験した出来事を美化してイメージすることをいいます．これは必ずしも悪いこととはいえません．古き良き時代をイメージすることによって，過去の積み重ねのうえに成り立ついまここにいる「私」という存在を，安心して感じられるようになります．この思い出補正は，何かのきっかけで五感を通して，過去の出来事をありありと思い出すときに起こりやすいといわれます．

　また，写真を趣味にしている人は「記憶色（印象色）」という言葉を知っているかもしれません．人間は，過去の出来事を実際よりも色鮮やかに記憶する傾向があります．感動して写真を撮っても，現像した後で見ると物足りなくみえてしまうことがよくあります．そこで，実際よりもヴィヴィッド（vivid）なカラーに画質調整することで記憶に近づけることもしばしば行われます．モノクロ写真のほうが，記憶に合った色合いを個別に惹起させうるという効果がみられることもあります．

　つまり，過去の写真は，経験のイメージを思い出す非常に有効なきっかけとなります．それがどんなに色あせて，ピンボケの写真だったとしても，本人は過去の経験をリアルにイメージできることにつながります．

　高齢者は，過去の経験をもとにして目の前の困難に見事に対応するなど，身体機能の衰えを補って余りある環境への適応能力を発揮することもあります．生涯発達という観点から考えると，過去の経験を思い出すということは，単なる記憶の想起というだけでなく，過去をさらに彩り豊かなものとして追体験することに通じます．メモリーブックは，より豊かなQOLを実現するために積極的に用いられるといえるでしょう．

文献

1）山口晴保，北村世都，水野　裕：認知症の人の主観に迫る—真のパーソン・センタード・ケアを目指して．協同医書出版社，2020
2）野島一彦（監），三國牧子，本山智敬，坂中正義（編著）：ロジャーズの中核三条件　共感的理解—カウンセリングの本質を考える③．創元社，2015
3）坂中正義（編著），田村隆一，松本　剛，岡村達也（著）：傾聴の心理学 PCA をまなぶ カウンセリング／フォーカシング／エンカウンター・グループ．創元社，2017
4）大谷　彰：カウンセリングテクニック入門．二瓶社，2004

思い出を形にする
ことの意味

小川敬之（作業療法士）

1 はじめに

　筆者が以前勤務していた特別養護老人ホームに，アルツハイマー型認知症（中等度；MMSE 10点）で80歳代の女性がいました．その女性はトイレのビニール製のスリッパをいつも懐に大事そうに抱きかかえています．施設側としては不潔でもあるし，持つ意味もわからないので，なんとかそれを回収しようと試みましたが，なかなか手放してくれません．すきを見て回収しようとすると，それがないことによってとても不穏になってしまいます．特段何かの支障があるわけでもないので，清潔にして持ってもらうことで対処していました．

　そんな折，娘さんが来園し，母親のケアに役立つかもしれないということで，母親がつけていた日記や手紙を袋に入れて持ってこられたことがありました．その袋には日記帳が3冊と数十通の手紙と，少し厚手で，口をひもで締めることができ，首から下げられる古いビニール製の袋が入っていました．よく見ると，色や大きさがトイレのスリッパに似ています．目にとまったビニール製の袋について娘さんにたずねてみました．娘さんも詳しくはわからないとのことでしたが，母親の日記を読んでみると，まだ自分が生まれたての頃に使っていた袋だということです．父親は早くに亡くなっていますが，お金を家にまったく入れず，金目の物が家にあると，それを持ち出して売ってギャンブルに使ってしまい，子どもたちに食べさせるものがなくなるほどの貧乏のどん底になったときに，もうこれ以上お金を持ち出されては食べていけないとの思いで，家にあるありったけのお金をその袋に入れて，ひもを付け首から下げていたとのことでした．手紙から読み取れたその内容を聞き，いま目の前にいるアルツハイマー型認知症の女性が胸に抱いているスリッパの意味が，なんとなくわかったように思えたのです．私たちからみるとトイレのスリッパでも，その人にとっては子どもたちのために必死で守ろうとした生活の一部なのかもしれないと思えたのです．

　物事の見え方は置かれている環境，立場，学んでいることなどによってさまざまです．例えば一つの立方体でも，見る場所を変えると円形であったり，長方形であったりします．一側面から物を観察するのではなく，さまざまな方角から観察することで，本当の

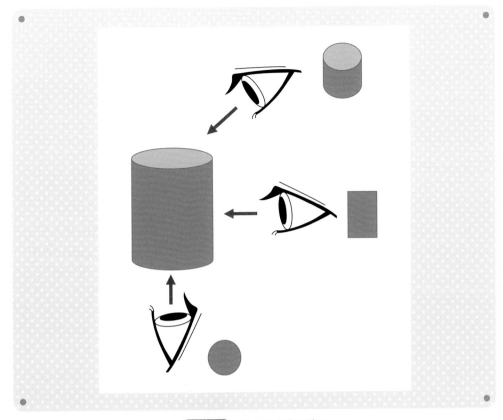

図1　物の見え方の違い
見る角度の違いによって同じ物体でも違う形にみえる.

形が認識しやすくなります（図1）. 本質に少しでも近い形で見るためには，どうしたらよいのでしょうか.

2　情報の少なさによる固定的見方

　病院や施設に入院・入居する際，私たちはカルテや報告書でその人の人物像，病気や障害のこと，そして家庭環境などの情報を得て，実際の入居者や患者さんに関わっていきます. しかし，医療，福祉現場では，入院・入居した原因を軸にして施設内の行動や言動を理解しようとすることが多いため，そこにはどうしても多くの先入観が入ってしまうことは否めません. ましてや障害を持つことで自分を表現する機会が減ってしまい，他者が得る情報が少ないことで，本来のその人の人柄とは，ほど遠いイメージを作ってしまう恐れがあります.

　記憶の忘却に関してはEbbinghaus Hの忘却曲線が有名です. これは，本人にとっては意味のない語彙に関しての忘却の速度です. インパクトのない事柄，興味を持ちにくい事柄に関しては，加速度的に記憶は抜け落ちていくというものです. しかし，ウォー

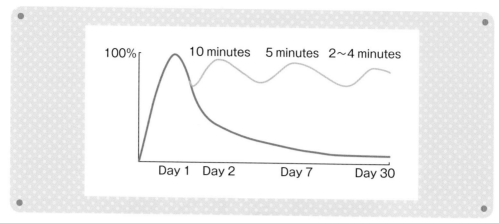

図2 ウォータール大学の記憶再生のタイミングの研究[1]

学習のあと，24時間以内に10分間の復習をすると記憶率は100％に戻る．そして，復習を1週間以内に5分すれば記憶がよみがえった．さらに，1カ月以内に2〜4分復習すれば記憶は復活する．

タール大学が行った研究では，ある間隔で記憶を呼び起こすかかわりをすると，ある程度の記憶は再生されるという研究結果を報告しています（図2）[1]．これは，言い換えると，忘れそうな記憶をきちんと届けることは，少ない情報で固定化されてしまうイメージを現実に近い形で届けることが可能だということです．インパクトを持った情報を多く持つことは，少ない情報で平面的な偏った見方とは異なり，長い歴史の中で培われた一つの個性を持った「人」として立体的に捉えることにつながり，自分ごととして考えるきっかけにもなるということだといえます．

3 認知症は関係性の障害

DSM-5（米国精神医学会の診断基準）では，認知症の診断基準に「社会的認知」が新たに加わりました．これは認知症というと記憶障害ありきとして捉えられていた状態像が，認知機能の低下により周囲の環境や物，人そして時間との関係をうまくとることができず，そのことで混乱を呈している側面もあるということを示しています[2]〜[4]（図3）．例えば，アルツハイマー型認知症の人が着衣失行を呈し，着衣に混乱を示していても，その個人がもともと行っていた着衣方法を少し誘導するだけで，すんなりと着衣が可能になることがあります．「洋服を着るのだ」という内発的（implicit）動機づけと行為を誘導するということです．

しかしこれも，その人のもともとの着衣方法を知らないと誘導はできません．物だけではなく，その個人の考え方やある状況に置かれたときの考え方，行動などを少しでも知っておくと，どういった関係がうまくとれずに混乱しているのかなどを考える手がかりとなり，上手なケアの方法にもつながっていきます．

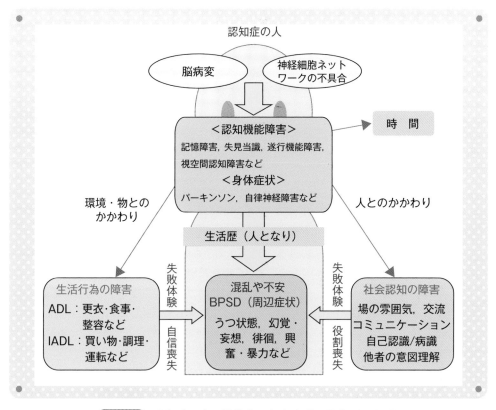

図3 認知症の人の混乱（BPSD）出現の図式（筆者作成）

4 Evidence basedとnarrative basedの接点

　病にはその病の特性があり，その人の物語にはその人固有の時間の流れがあります．双方の事実を眺めながら物事の本質をみつめることで，適切な医療やケアを提供することができます．しかしナラティブは先に述べているように個人固有の「時間の流れ」であり，多くは通り過ぎ忘れ去られる事実です．これを形に残すことは，科学的視点と個人固有の歴史（ナラティブ）との接点で紡ぎ出される対象者の喜びや苦しみに共感的に触れる機会を得ることであり，医療や福祉を提供するにあたって，もっとも大切なことだと思われます．

文献

1）https://uwaterloo.ca/campus-wellness/curve-forgetting
2）Yamaguchi T, Maki Y, Yamaguchi H：Pitfall intention explanation task with clue questions (pitfall task)：assessment of comprehending other people's behavioral intentions in Alzheimer's disease. *Int Psychogeriatr* **24**：1919-1926, 2012
3）松田　実：症候から認知症の人の思いを読む．本間　昭，木之下徹（監）：認知症BPSD—新しい理解と対応の考え方．日本医事新報社，p21，2010
4）小川敬之：認知症トータルケア Ⅷ治療とケア 認知症に対する非薬物的治療の基本 作業療法．日本医師会雑誌 **147**：255-256，2018

認知症の人と作業（アクティビティ）

2019年「認知症施策推進大綱」が厚生労働省でまとめられ,「予防」と「共生」をキーワードとしたさまざまな活動が各地で展開されています.

特に共生に関しては, 認知症であっても「できないことは手伝って, できることは奪わない」というかかわりのもと, 生活に根ざした仕事的な活動（アクティビティ）を通して元気になる事例がみられました. その例を通して, 認知症の人と作業（アクティビティ）について考えてみましょう.

● 仕事的活動の取り組み

高齢化率50％を超えている人口約1,700人のM村で, 地元産業と協働して行っている活動です. 40年前, 自分たちが植林した杉や檜を伐採し, 村の木製品職人に協力してもらい「しゃもじ」製作を行っています. 6, 7人の小さな集団ではありますが, 週に2回の仕事的活動（内職；収入がある）が, この地区の高齢者や認知症の人を元気にしています. その集団の中には, レビー小体型認知症, 血管性認知症の人も混じって参加していますが, 仕事的作業を媒体にすることにより, 認知症であっても楽しく参加しており, さらには「お金をかせいでくる！」と元気よく公民館に出ていく姿を見るためか, 介護している家族の心理的負担が減少していました（Zarit 8の点数が減少）. 人の役に立つこと, かせぐこと, 人から頼りにされること, こうしたことは年齢や病気に関係なく人の心や体を自然に動かす力になります. そして, 社会とつながっている感覚は, 本来の健康で素朴なその人のあるべき姿を活性化し, ヘルスプロモーションの促進に役立つと思われました.

認知症だとしても, できることはたくさんあります. 機能低下があるとして短絡的にできることを奪う行為は, その個人の尊厳を傷つけてしまう可能性があることを, しっかりと考えるべきでしょう.

近年, 認知症に優しいまち作りという言葉がよく使われます. しかし, この「優しい」は, 単にかかわり方が優しいということではなく, 認知症に「理解が深い」ということと捉えるべきでしょう. それは, 認知症だからといって一方的に介護の対象とするのではなく, 認知症という病を知り（的確な評価の実施）, その個人の思いを知る, そしてその個人の誇りを守るかかわりこそが, 「認知症の人に優しい」ということだと考えます.

できることを奪わず, 状態や機能に適した活動やアクティビティを提供する視点こそ, 専門職が専門職である所以だと思われます.

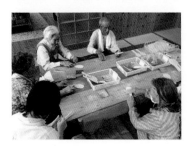

レビー小体型認知症（80歳代, 女性）

評価項目	H26年5月	H26年8月	H27年4月
MMSE	15点	14点	16点
DASC-21[※1]	41点	41点	45点
DBD13[※2]	18点	16点	18点
Zarit8[※3]	8点	4点	3点

※1 地域包括ケアシステムにおける認知症アセスメントシート
※2 認知症行動障害尺度
※3 Zarit介護負担尺度日本版の短縮版

個人情報の取り扱い

椎名基晴（弁護士）/ 飯干紀代子（言語聴覚士・公認心理師・臨床心理士）

1 形に残るメモリーブック

　メモリーブックに類似した介入方法である回想法は，その場で参加者同士が話すという会話形式です．参加者が昔の思い出を詳細に語ったとしても，スタッフの守秘義務が守られていれば，そこで話された情報が参加者以外に広がることはありません．

　一方，メモリーブックは，これまでの思い出，現在の状況，未来への思いなどを，本人が語ったとおりにアルバムにつづるものです．回想法と違って，アルバムという形に残ります．メモリーブックを手に取って読んだ人は，そこに書かれた個人的な思い出や現在の心境を知りうることになります．

　認知症の人の思い出は，完全な形で記憶されているわけではありません．一部が欠けていたり，取り違いがあったり，あるいはつらかった思い出が別の形に代わって記憶されていたりと，思い出のありようは人それぞれです．もっとも，人の記憶はそもそも主観的な側面がありますから，これは認知症の人に限ったことではないともいえます．

2 個人情報を守るための方法

　メモリーブックがアルバムという形で存在する以上，個人情報を守るためのなんらかの手立てが必要となります．表に具体的な方法を示します．

　私たちが，メモリーブックを用いた介入を行う際に実施しているのは，次のとおりです．まず介入前に，本人と家族にメモリーブックの主旨を説明したうえで，了承を得ます．メモリーブックは病院や施設で通常行われているリハビリテーションの範囲の活動ですので，本人には，これから行うことを口頭で説明し，了承を得ます．家族には，文書で内容を説明し，承諾を得ます．説明する内容は，本人から思い出などを書いたり話したりしてもらうこと，それはアルバムという形に残ること，家族写真などの提供に協力してもらうことがあること，認知症の特性上，必ずしも事実ではないことが記載される可能性があること，アルバムの保管については本人および家族と相談のうえで決めること，などです．

	表	個人情報を守るための具体的方法
作成前	メモリーブック作成の了承を得る ・思い出などを聴取する ・事実でない場合もありうる ・アルバムという形に残る ・写真の提供	
作成中	得た情報の守秘とデータ管理の徹底	
完　成	奥付を作る ・メモリーブック作成の主旨と作成者名 ・保管場所を決める	

　アルバムが完成したら，メモリーブックの主旨と作成者を奥付に記載します．例えば，「このアルバムは，リハビリテーションの一環として作成されました．一部，実際のことと異なっている場合もあるかもしれませんが，ご本人の発言に沿って作られています．○○年○月○日，リハビリテーション部」などです．このような奥付があることで，メモリーブックを手に取って読んだ人に生じるかもしれない疑問や誤解を減らすことにつながります．

　本書の巻末に，私たちが実際に使っている説明書や承諾書の例がありますので，参考にしてください．

第2章 メモリーブックの作り方

思い出をたずねる，書いてもらう

飯干紀代子（言語聴覚士・公認心理師・臨床心理士）

メモリーブックを作成する過程は，図1に示すように，1）本人に，思い出や現在の思い，未来の希望などをたずねる，書いてもらう，2）テキストデータ化し，プリントアウトする，3）本人に読んでもらい，修正する，4）写真やイラストを集める・選ぶ，5）アルバムにまとめる，の5つです．この過程は個人介入でも集団介入でも同じです．ただ，集団介入では，個人介入に加えて多少の留意点があるので，末尾で補足します．

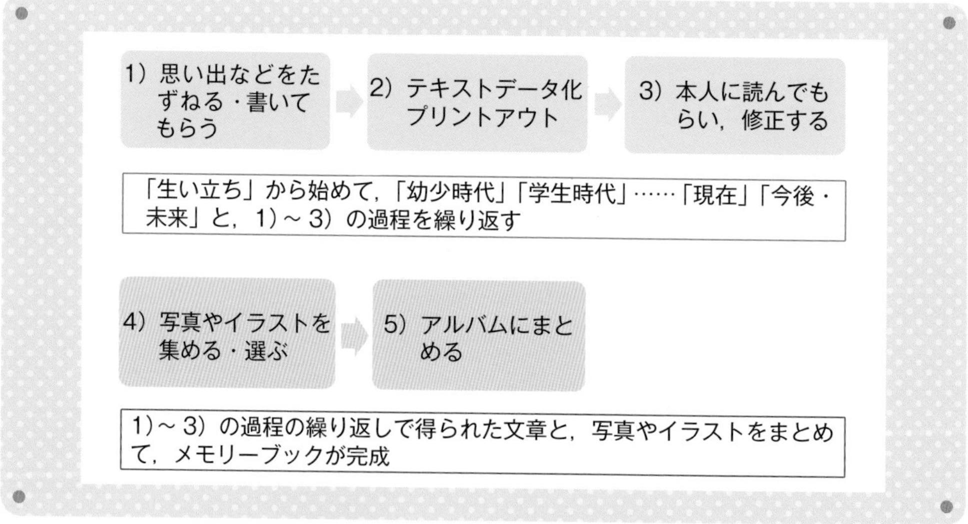

```
1）思い出などをた    →    2）テキストデータ化    →    3）本人に読んでも
  ずねる・書いて           プリントアウト             らい，修正する
  もらう
```

「生い立ち」から始めて，「幼少時代」「学生時代」……「現在」「今後・未来」と，1）～3）の過程を繰り返す

```
4）写真やイラストを    →    5）アルバムにまと
  集める・選ぶ                 める
```

1）～3）の過程の繰り返しで得られた文章と，写真やイラストをまとめて，メモリーブックが完成

図1 メモリーブックの作成過程

1 生い立ちから時系列でたずねる

これまでの人生の思い出を引き出すためには，いくつかの工夫が必要です．なぜなら，多くの認知症の人にとって「記憶障害」は主要な中核症状であり，メモリーブックは，まさに，その「記憶」を引き出す作業だからです．そもそも思い出せない，思い出したとしても一部が欠けている，時間や場所が混乱している，思い違いをしている，といったことが常に起こります．

このような状況にある人から人生の思い出を引き出すには，生い立ちから現在まで，

時間の経過に沿って聞くのがもっとも実効性のある方法といえましょう．認知症の人の記憶の特徴である「時間的勾配」[注1]を活用できるからです[1)2)]．いまの出来事より昔のことをたくさん覚えているわけですから，生い立ちや子ども時代など，覚えている出来事の多い時期から話を聞いていくことは理にかなっています．

2 人生をいくつかの区分に分けて

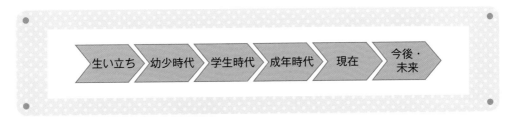

図2 人生を6つに区分する

　人生をいくつかに区分します．筆者らは図2に示すように，人生を6つに区分しています．生い立ち，幼少時代（学校に上がる前），学生時代（小中高校・大学など），成年時代，現在，今後・未来の6つです．この区分は，国内外の自伝的記憶検査[3)4)]を参考にして作ったものであり，心理学における発達区分にも沿っています．これまで臨床で使ってみて，認知症の人の混乱を避け，理解を助ける区分であると実感しています．この6つを基準にして，個々の対象者に合わせてアレンジしてください．

　6つの区分ごとに，その時期の大枠となるエピソードをたずねます．表1に質問例を示します．たずねる際は図3に示すように，まずは書字で表現してもらうことを試してください．第1章で述べたように，認知症の人の「言語」の残存機能をできるだけ活用するためです．部分的でも，字がまちがっていてもかまいません．どうしても書けない場合は，セラピストが聞き取って代筆します．

1 「過去の思い出」をたずねるポイント

　対象者の生きてきた時代背景を，ある程度予習しておきましょう．出生地や現在地の地図を用意しておくと，話を引き出しやすいです．人によっては体験していない出来事があることに留意しましょう．例えば，仕事に就いたことがない，ずっと非婚だったなどです．そのような場合は，その時期を省く配慮も必要です．人生の思い出を聞くことは，プライベートな部分にかなり踏み込むことを意味します．お互いの信頼関係なくしては成り立ちません．触れてほしくないかもしれないと思ったらたずねない，が原則で

注1：記憶力が低下して新しいことを覚えられなくなるので，必然的に古い記憶が残ること

表1	各区分の大枠の思い出をたずねる質問の例	
生い立ち	**成年時代（仕事／結婚・育児など）**
・どこで生まれましたか ・お父さん（お母さん）のお名前は ・何人家族でしたか ・ご兄弟は ・どんなお父さん（お母さん）でしたか ・お父さん（お母さん）のお仕事は ・おじいさん，おばあさんについて	・どんな仕事をしていましたか ・やりがいは何でしたか ・たいへんだったことは何ですか ・ご結婚はいつされましたか ・どんなお相手ですか ・お子さんは ・子育てで幸せだったこと，たいへんだったこと ・得意料理や，家事で大切にしていたこと
幼少時代（就学前）	**現在**
・どんな遊びをしていましたか ・友だちの名前は ・地域ではどんなお祭りがありましたか ・どこかにお出かけした思い出は	・いま，どこで暮らしていますか ・楽しいことは何ですか ・生きがいはありますか ・どんなことに気をつけて生活していますか ・これまでの生活（人生）を振り返ってどうですか
学生時代（小学校・中学校・高校・大学など）	**今後・未来**
・小学校の名前は ・印象に残っている先生は ・友だちの名前は ・得意な科目，苦手な科目 ・どんな給食でしたか ・クラス役員や部活動 ・修学旅行や遠足などの行事 以下，中学校，高校，大学などに続く	・今後，やってみたいことがありますか ・こうなったらいいなと思うことがありますか ・ご家族に伝えたいことがありますか ・若い人たちに伝えたいことがありますか

思い出ノート（小学校）

・通っていた小学校の名前は何ですか？

・思い出に残っている先生の名前は何ですか？

・小学校ではどんな思い出がありますか？

・小学校に行くときはどんな服装でしたか？

・好きな科目，嫌いな科目は何でしたか？

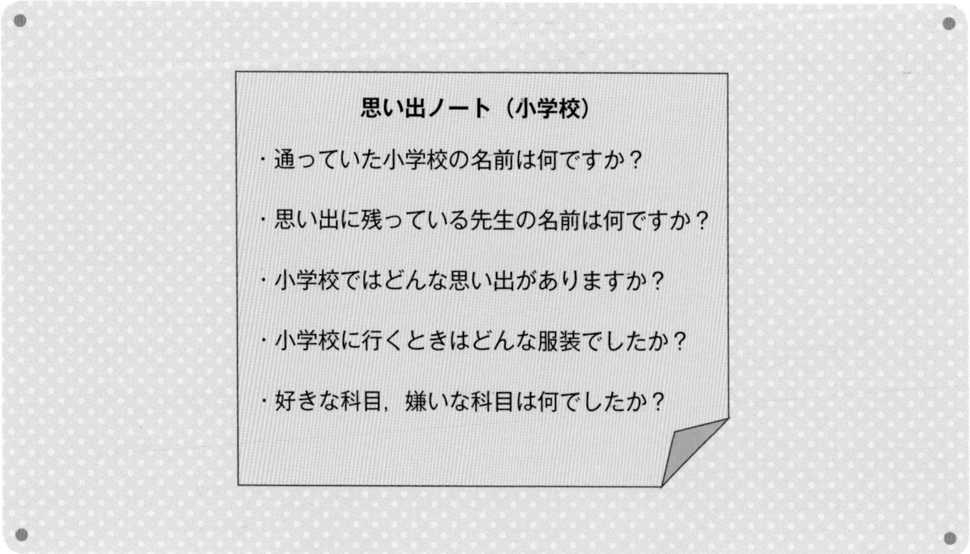

図3　自記式の思い出ノートの例

す．例えば，宗教，学歴，婚姻，子どもの有無などは，あらかじめカルテなどを見て予備知識を入れてから臨みましょう．

2 「現在」をたずねるポイント

　現在のことについては，こちらで情報をあらかじめ用意し，それを提示しながら，確認するという流れが現実的です．なぜなら，多くの認知症の人は現在の生活のディティールを自分で想起することは難しいからです．ポイントは2つです．第1は，現実見当識に関する情報，When（いつ），Where（場所），Who（誰と一緒），What（何をしている）の4Wです．現在の年号，入所している施設名・住所・部屋番号，家族やスタッフの名前などがあたります．これらを入れることで，メモリーブックを見るたびに，現実見当識訓練を自ら実践することになります．メモリーブックでは，「過去の思い出」のページの次に，連続して，現在の見当識情報が提示されることになるので，混乱が少なく，受け入れられやすいです．ただし，自分の実年齢を認識していない，施設入所中にかかわらず現役で働いていると思っているといった人に対しては，現実の情報を与えることが混乱を引き起こすため，サポートが必要です．

　第2は生活スケジュールや日課の記載です．今日の曜日を認識し，スケジュール表の予定と一致させることがある程度できる軽度の人には，曜日ごとの入浴やリハビリテーション，デイケアなどの予定を一覧表にして，メモリーブックに載せます．中等度や重度の人には，毎日欠かさず行う日課，例えば朝食後に薬を飲む，目薬をさす，眼鏡は机の引き出しに入れてあるなど，メモリーブックを備忘録として活用しましょう．ただし単にメモリーブックを置いておくだけでは効果が期待できないため，スタッフや家族が，1日に何回かメモリーブックを見るよう促すことが必要です．筆者らの経験では，MMSEが20点前後の人は，メモリーブックの該当ページを開いて机の上に置いておけば，自発的に読んで，そこに書いてある行動をとれる可能性が高いですが，15点以下の人はスタッフや介護者や家族の促しや助力が必要という印象です．また，現在の趣味活動，好きな時間の過ごし方，大切にしているものなどの記載も，現在の生活を支える情報として大切です．

3 「未来」をたずねるポイント

　未来については，直接，たずね，考えてもらいます．筆者らの経験では，たとえ重度認知症の人であっても，実現の可能性や適切性はともかくとして，丁寧に引き出せば，それぞれがなんらかの希望を述べます．例えば，「ウエイトレスに憧れていた．食堂でもいいから，給仕をしてみたい」「温泉に浸かりたい」「外に出てひなたぼっこをしたい」などです．たずね方のポイントは，オープンクエスチョンからクローズドクエスチョ

ンへ，です．

　まずは，例えば，「これからの生活（暮らし）で，やってみたいな，とか，こうなった
らいいなということはありませんか」というような，答えを限定しない方法でたずね，
もし，答えが出てきたら掘り下げます．一般に，人は年を重ねると，若いときのように，
自分の発展的な未来や将来の夢を考えることは少ないものです．未来に関する質問につ
いては，問われてはじめて，改めて考えることになるので，返答が得られるまで相当な
時間がかかり，根気強く待つ必要があります．

　オープンクエスチョンで返答が得られなかったら，これまでのプロセスで得られた過
去の思い出の中から，再びやってみたいのではないか，そのときはできなかったけれど
機会があったらやりたいのではないか，などいくつか見当をつけてたずねてみます．た
だし，強引に誘導してはいけません．こちらがつけた見当がピッタリあたると，「あな
たは，よく私のことがわかってるね」などの言葉が返ってくることがあります．それは，
おそらくは深いところでの共感であり，互いの信頼関係が結ばれる瞬間でもあります．

3 　なるべく自筆を促す

　メモリーブックの目的の一つに，言語機能を賦活することが挙げられます．言語機能
とは「聞いて理解する」「読んで理解する」「話す」「書く」の4つです．認知症の人は，4
つの言語機能のうち，特に「書く」機能が早期から低下することが明らかになっていま
す[5]．学術的な根拠ももちろんですが，身近な例を考えると，私たちもパソコンでの文
書作成が主流となって久しいですが，漢字を自筆しなくてはならない場面で，漢字が思
い浮かばないことに愕然とすることはないでしょうか？　人間の体や脳は，何事も廃
用[注2]がつきものですが，言語機能の中で特に「書く」機能は，使わないことによって，
より一層低下が進みます．

　在宅，入所や入院にかかわらず，認知症の人が文字を書く機会はかなり少ないもので
す．認知機能検査を行うときに，「ずっと字を書いてないから，書きたくない」と言わ
れる人もたくさんいます．ところが，メモリーブックを作るために自分の思い出を書い
てもらう場面では，検査では鉛筆を手に取ろうとしなかった人でも，自分の住所や親の
名前などを問われると自然に鉛筆を取り，思い出しながら書こうとする姿を目にします．
たとえ，漢字では書けず平仮名であったとしても，その平仮名も一部まちがっていたと
しても，自分で書けたことに満足そうな表情をする人が多いことも特筆されます．

　図3に示すような思い出ノートを作り，自筆を促してみましょう．たとえ1行でも1

注2：使わないことによって機能が低下すること．廃用症候群ともいう

文字でもいいのです．本人の中に残っている「文字」を引き出し，自筆で形に残しましょう．

4 トリガーとなるキーワードを使う

　記憶には，何かのきっかけで，芋づる式に次々と思い出が呼び起こされる現象があります．これを「トリガー」といいます．トリガーを示すことで，それまでまったく思い出せなかったことや，曖昧だった記憶が一気に表に出てくることがあります．

　人生の区分ごとの特別なキーワード，例えば，子どもの頃の「遊び」，小学校時代の「運動会」，中学校時代の「課外活動」などです．表2に人生の6つの区分における代表的なキーワードを示します．人生の大枠をつかんだら，次は，キーワードを使って思い出を掘り下げていきましょう．キーワードがうまくトリガーとしてヒットすると，「あー，そうだった」「そう言えば…」「それでねえ…」と，まさに芋づる式にさまざまな思い出が呼び起こされます．その瞬間の対象者の表情は実に生き生きとしています．私たちスタッフにとっても，充実感・達成感のある瞬間です．

表2　各区分を掘り下げるキーワードの例

生い立ち	大きく生まれた，小さく生まれた，元気，病弱，名前の由来
幼少時代	かけっこ，鬼ごっこ，めんこ，ゴムとび，縄とび，ままごと，お手伝い，子守り，ガキ大将
学生時代	入学式，卒業式，運動会，遠足や修学旅行，授業参観，クラス役員，テスト，成績，表彰，部活，習いごと，なりたかった職業，夢
成年時代（仕事・結婚・育児）	配属，転勤，部下や上司，成果，残業，職場の雰囲気，昼休み，出張，社員旅行，表彰，仕事で心がけてきたこと，満足感や達成感 掃除，洗濯，家電製品，得意な料理，近所づき合い，親戚づき合い，配偶者の性格，育児で大切にしてきたこと
現在	楽しいこと，うれしいこと，家族への思い，デイケアや病院での過ごし方，関わっているスタッフへの思い，趣味，特技，日課，いまの世の中に思うこと
今後・未来	昔やっていたことでもう一度やりたいこと，新たに挑戦したいこと，これからの世代へ言っておきたいこと

5 レミニッセンスバンプを探す

　人にはそれぞれ思い出の宝庫というべき時期があり，それはレミニッセンスバンプと呼ばれています．その人にとって深い意味を持つ時期ですから，その時期を中心に話を掘り下げ，広げていくことが大切です．一般高齢者を対象にしたレミニッセンスバンプの調査では，10〜20歳代に思い出のピークがあることが示されています．しかし認

Aさんのトリガー

　Aさんは90歳代女性，中等度のアルツハイマー型認知症の方です．実業補習学校で和裁を習い，それがとても得意だったらしいのですが，詳細をたずねても「忘れてしもうた」と繰り返すばかり．そこで，Aさんがこれまで語った，生まれた場所，実業補習学校入学，18歳での結婚，自分の袴や家族の浴衣を縫ったことなどのエピソードを，Aさんの言った言葉をそのまま使って，時系列に沿って整理し，プリントにして示し，Aさんに声に出して読んでもらいました．Aさんは，文字をたどり，「ああ，そうやったね」などと言いながら読み進めていましたが，急に，それまで思い出すことのなかった和裁の先生の名前や，その方が若かったこと，結婚していなかったことなどのエピソードを生き生きと語り出したのです．

　記憶力が低下していなければ，女学校の名前を耳にしただけで，当時の校舎の様子や，教室のたたずまい，教師や友人たちの顔などが次々と思い起こされることでしょう．女学校の名前というトリガーが1つあれば，エピソードは自然にあふれ出るものです．しかし，認知症など記憶力が低下している場合は，トリガーを1つ与えただけではエピソードはなかなか引き出されません．Aさんのように，時系列に沿ってエピソードを書き出して読んでもらうといった，トリガーを複数提供する工夫が必要です．

知症の方の場合は，筆者の経験では一概にそう言い切れない場合も多く，人それぞれのようです．

　思い出の宝庫は人それぞれです．6つに区分ごとに思い出を聞いて，人生の大枠をつかんだら，どの区分で思い出を多く語ったか，つまり，レミニッセンスバンプはどこかを確かめていきましょう．そして，その時期について，詳しく聞いていきましょう．きっと，たくさんの思い出が詰まっているはずです．

　人によっては，各区分で，話す量があまり変わらないこともあります．そのようなときに着目したいのが，非言語・準言語[注3]です．コミュニケーションは決して言葉だけで成り立つものではありません．表情やしぐさ，声の調子，イントネーションなども大切なコミュニケーション手段です．思い入れが深いと，人は自然に表情が生き生きし，声に張りが出て，思わずジェスチャーをつけて話をするものです．話す量が同じであっても，相手の思い入れが十分感じられたら，そこがその人にとってのレミニッセンスバンプと考えてよいでしょう．このように，生活史を聞くときは，話の内容だけではなく，

注3：非言語とは，言葉以外でメッセージを伝えること．例えば，ジェスチャー，視線，表情など．準言語とは，言葉に付随してメッセージを彩るもの．例えば，声の大きさや高さ，張り，イントネーションなど

相手の様子全体を観察しながら話を進めることも大切です．

Bさんのレミニッセンスバンプ

　Bさんは，80歳代男性，難聴のある中等度のアルツハイマー型認知症の方です．もともとおだやかな性格で，難聴の影響もあり，日常生活上必要なこと以外は，職員や他の利用者と会話を交わすことがありませんでした．メモリーブックを作成するため，誕生から今日まで，生まれた場所，小学校，中学校，仕事，家庭という順に時系列に沿って聞き進めていきました．Bさんに出生地の風景や家族の集合写真などを見てもらったのですが，「ふうん，そうやな…」とピンとこない様子でした．

　3回目に会ったとき，30代の頃，水道工事の仕事をしていた話題が出ました．するとBさんは，これまでのやや受け身的な語り口をがらりと変え，自分から身を乗り出すようにして話し始めました．水道管のL字になっているところのつながり具合が，非常に難しいこと，この部品は，店が違うと大きさが合わなくて苦労したことなど，仕事に関するエピソードを次々に語り出しました．

　そして，段取りをしっかりしなくては，仕事はなかなかうまくいかないこと，自分なりにしっかりやったら，くよくよせず，後は天にまかすことなど，Bさんのこれまでの歩みから抽出された人生の智恵といえる名言を残されました．Bさんのレミニッセンスバンプは30〜40歳代の頃の，一生懸命仕事をしていた時期なのです．

6　短時間で切り上げる

　認知症の有無にかかわらず，高齢になると，昔の話を繰り返して語る傾向があります．とりわけ認知症が中等度くらいの人は，5分の間に同じ話を3〜4回繰り返して話すといったこともよく経験します．これは，認知症の記憶障害の特徴である「時間的勾配」により，昔の話が記憶に残っていること，「記銘力低下」により，さっき話したことをすっかり忘れてしまい，初めて話すような気になっていることが影響しています．本人には同じことを繰り返し話しているという自覚はありませんので，思い出の聴取に多くの時間を割いたわりには，得られたエピソードは少ないといったことが起こります．

　認知症が重度になると，思い出すエピソードの数が極端に少なくなります．思い出が引き出せず，会話が5分もたないといったことも起こります．特に，もともと寡黙な性格だった男性の利用者から話を聞く場合，そうなりがちです．

　認知症の人に思い出を聞くときは，短時間で区切って，日を変えて何回も聞くという

方法が，認知症の人にとっても私たちの側にとっても合理的と思われます．男女差，認知症の程度，もともとの性格などによって多少違いますが，1回あたりの時間の目安は5〜15分といったところでしょうか．1回につき1つの時期が原則です．「今日は，小学校時代の思い出を聞かせてください」というようにです．

認知症がない，または非常に軽度の人の場合はエピソードが豊かに保たれているので，話が15分以上継続する場合もありますし，途中で話を切り上げると残念そうな表情になることが多いものです．しかし，後日必ず話を聞くこと，それを楽しみにしていることを伝えれば，気持ちよく話を終えることが可能です．長く話したい人の場合，1時間以上も話が続くこともあります．長時間にわたると，聞く側の疲労も蓄積し，次に会うのがおっくうになってしまう場合があります．適度な時間で切り上げることも大切なスキルです．時間を有効に使い，お互い気持ちよく，密度の濃い会話を心がけたいものです．

7 ポジティブなことに焦点をあてる

人生は，明るく楽しいことばかりではありません．自分の人生に起こったことを客観的にカウントしたら，楽しかったこととつらかったことは半々，もしかすると，つらかったことのほうが多い人もいるかもしれません．特に，80歳を超える人々は，昭和初期から中期にかけて，国の混乱やそれに伴う経済的困窮により，さまざまな苦難，悲哀，絶望などを経験した人もいるでしょう．

思い出を忠実に聴取するなら，楽しいエピソードも苦しいエピソードもそのまま同じくらい掘り下げていかなければなりません．しかし，記憶には「繰り返し思い出すことで，それが強化され，脳にいつまでも残る」という特性があります．つらく悲しいことを掘り下げて何回も思い出し，話し，文章にして読ませてしまうと，嫌な思い出がさらに強烈なものになってしまうことになります．

表出された思い出は，ポジティブであろうとネガティブであろうと，傾聴して受けとめます．楽しさ，悲しさ，どちらにも共感的な相づちを打ちましょう．しかし，話題を掘り下げるときは，ポジティブなものを中心にしましょう．

自分の生きてきた中で起こってしまったエピソードは変えることはできませんが，それに対する感情や意味づけを変化させることはできます．体験の再定義，あるいはリフレーミングという現象です．例えば，つらい経験を語る場合，「あのときはたいへんだった，いまでも涙が出る」と，そのことがつい最近起こったかのようにリアルに繰り返す人がいます．その一方で，「△△は本当にたいへんだったけど，それを乗り越えたからいまがある」というように，起こった出来事を前向きに捉えなおして，いまの幸せにつ

なげる人もいます.「これまでいろいろあったけど，自分の人生はまずまず幸せだったな」と思えるようなイメージで，認知症の人とのやりとりに臨んでもらえればと思います.

対象者の語る「つらかった思い出」の中に潜んでいるポジティブな面を探し出し，共感し，ねぎらい，相づちを打って強化することで，「つらかったけど，良いこともあった」と捉えなおすことを手助けすることができます.人生に起こってしまった嫌な出来事を，新たな角度で捉えなおすということは価値のあることです.認知症が重度になると，その捉えなおしはほんの一瞬ですが，それでも，自分の人生を肯定する作業は意義深いことであると思います.

COLUMN

エリクソンの発達課題

ドイツの心理学者エリクソンは，人生をいくつかの年代に分け，それぞれに達成すべき課題を考案しています（表）.年代ごとの課題をクリアしていくことで，自分の持てる能力を最大限に発揮して，幸福感を得ることのできる状態「自己実現」を達成できるとされます.

表 エリクソンの発達課題

	達成すべき課題	達成されなかったら…
老年期	統合性	絶望
壮年期	世代性	自己陶酔
成人期	親密	孤立
思春・青年期	同一性	同一性拡散
学童期	勤勉性	劣等感
幼児後期	自主性	罪悪感
幼児前期	自立性	恥・疑惑
乳児期	信頼	不信

老年（高齢）期は，それまでの人生が統合されたもっとも充実した時期と位置づけられています.これをわかりやすく言い換えると，「これまでいろいろあったけど，自分の人生は，まずまず幸せだったな」と思えることではないでしょうか.自分の生きてきた中で起こってしまったエピソードは変えることはできないけれど，それに対する思いや感情を変化させることはできるはずです.

---

8 集団介入でのポイント

集団での介入は，人数は3～5人程度，回数は週1回で計12～13回，時間は1回に

つき60分程度が標準です．得られたエピソードを電子データにして文章化し，それを次回に示しながら進めるので，数人分のデータ処理を行うために，週1回が適度です．また，認知症の人にとって，決まった曜日の決まった時間に，同じ場所に集まることが，安定した関係が作りやすく，見当識の強化にもつながります．

第1回から第7回までは思い出を聞く回であり，以下のように進めます．

①前回の振り返り（10分）：前回作成したメモリーブックを読み，確認や追加を行う．

②今回のテーマで書く・話す（30分）：質問形式の思い出ノートに沿って，自筆あるいは代筆．

③参加者で共有（10分）：差し障りのない範囲で，全員で思い出を共有する．

第8回以降は，写真やイラストとの統合，アルバムの表紙作りなどを行います．個人が写真やイラストを選び，配置を考え，作り上げていきますが，途中で互いに見せ合い，感想を言うなどの交流を心がけます．全員が作り上げることで，達成感もさらに増すような印象があります．

なお，人には，他人に知られたくない思い出もあります．特に，軽度認知症の人は，その場で聞いた他の人の情報を覚えていて，他者に話してしまうこともあります．グループ内で共有するときは，差し障りのない範囲に限定することを心がけます．参加者全員の表情や，視線，雰囲気などを察知して，問題が起こるのを未然に防ぐ必要があります．

文献

1）池田　学：逆向健忘．失語症研究　**18**：189-195，1998
2）仲秋秀太郎, 吉田伸一, 古川壽亮, 他：Alzheimer型痴呆における遠隔記憶に関する研究―自伝的記憶の検査，Dead/Alive test による検討．失語症研究　**18**：293-303，1998
3）Kopelman MD：The Korsakoff syndrome. *Br J Psychiatry* **166**：154-173，1995
4）吉益晴夫, 加藤元一郎, 三村　將, 他：遠隔記憶の神経心理学的評価．失語症研究　**18**：205-214，1998
5）高月容子, 博野信次, 山下　光, 他：アルツハイマー病患者の言語障害―WAB失語症検査日本語版による検討．失語症研究　**18**：315-322，1998

第2節

記録と整理の方法

飯干紀代子（言語聴覚士・公認心理師・臨床心理士）

　得られたエピソードを記録し，整理するポイントは表のとおりです．①本人が使った言葉をそのまま生かす，②本人の読解力に合わせた文に直す，③エピソードが事実と異なっていたら本人の思い出を優先する，④プリントアウトしたものを本人に読んでもらい修正加筆する，の4つです．

表　記録と整理のポイント

	ポイント	具体例や留意点
1	本人が使った言葉をそのまま生かす	本人にとって大切な語句 本人が好む言い回し 方言
2	本人の読解力に合わせた文に直す	文字の大きさ 文の長さ 漢字と仮名の適切性
3	エピソードが事実と異なっていたら，本人の思い出を優先する	家族などに了解を取っておく
4	プリントアウトしたものを本人に読んでもらい修正加筆する	本人にとっての正誤確認 新たな思い出や感想の追加

1　本人が使った言葉をそのまま生かす

　本人が書いたり話したりした言葉は，明らかな誤字や誤用を除き，可能な限りそのまま使います（図）．理由は2つあります．第1に，その言葉は，認知症となって記憶が薄れたり，語彙が減ったりする中で残された，その人の生きてきた歴史や意思のあらわれであるからです．まぎれもない言語の残存機能であり，他者に伝えたい凝集されたメッセージといえます．第2に，本人の言った言葉をよかれと思って，より適切な言葉に置き換えたとしても，本人の語彙にない言葉でつづられた文章は，すでに本人の思い出ではなくなっているからです．認知症の人は，自分に残された語彙を使って生活しています．たとえ日本語として美文であったとしても，自分が発した言葉でなければ，本人がメモリーブックを読み返したとき，自分の思い出であると認識できないのです．

　Cさんは，80歳代女性，重度アルツハイマー型認知症でした．ご主人は左官業に従

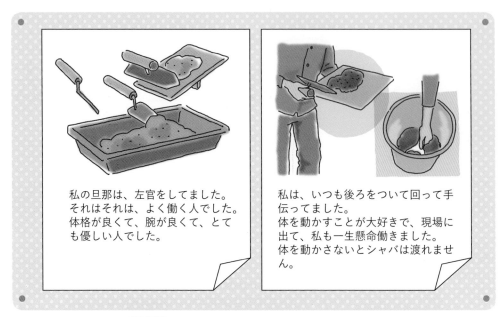

私の旦那は、左官をしてました。
それはそれは、よく働く人でした。
体格が良くて、腕が良くて、とて
も優しい人でした。

私は、いつも後ろをついて回って手
伝ってました。
体を動かすことが大好きで、現場に
出て、私も一生懸命働きました。
体を動かさないとシャバは渡れませ
ん。

図　本人が使った言葉をそのまま生かした例

事され，体格のよい，優しいご主人だったそうです．もともと体を動かすことが好きだっ
たCさんは，よく現場に出てご主人を手伝っていたそうです．「こまごまと動いてご主
人のお手伝いをなさってたんですね」と相づちを打った筆者に，Cさんはきっぱりと言
いました．「体を動かさないとシャバは渡れません」（図）

　CさんのHDS-Rは6点で，さっき言ったこともすぐに忘れてしまい，「ご飯はまだ？」
「お腹が空いた」と，通りかかるスタッフに一日中繰り返したずねています．しかしそ
の一方で，Cさんには人生の経験に裏打ちされた知恵ともいえる言葉が存在しているの
です．そのような言葉を，一字一句もらさず，記録に書きとどめたいものです．セラピ
ストにとって，メモリーブックを作る醍醐味の一つといえます．

2　本人の読解力に合わせた文に直す

　メモリーブックを用いた活動は，言語の4つの機能，「聴覚的理解（相手の言葉を聞
いて理解する）」「視覚的理解（文字を読んで理解する，読解力ともいう）」「発話（話す）」
「書字（書く）」のすべてを使います．メモリーブックは本人自身に読み続けてもらう必
要がありますから，文章は本人の「視覚的理解（読解力）」を考慮したものでなければな
りません．

　ポイントは3つです．第1に，本人が認識できる文字の大きさです．本人の視力を考
慮せず，小さい文字で書いたものを見せても，そもそも読めません．どのくらいの文字

サイズが適切かを,実際の文字を音読してもらって確かめましょう.先に述べたように,重度認知症であっても平仮名は音読できます.書かれた文字を読みまちがう,顔を紙に近づけるなどのしぐさがみられたら,文字が読みにくいサインです.

臨界文字サイズ[注]をMNREAD-Jk(読書視力評価チャート)[1]などを利用して適正な大きさの文字にします.字体については,筆者らはゴシック体か教科書体を用いています.それは軽度から重度の認知症者10例を対象にゴシック体,明朝体,教科書体で書かれた10単語を音読してもらい,所要時間を計測し,どちらが読みやすかったかたずねたところ,教科書体がもっとも音読速度が速く,その一方で,読みやすさはゴシック体が一番と答える人が多かったためです.教科書体は字体へのなじみ感が,またゴシック体はコントラストの強さが,それぞれの結果を生むのではないかと思われます.

第2は,文章の長さです.特に,本人が話した文章はそのままではとても長かったり,要領を得ない回りくどい言い方だったり,ということが多いものです.そのままメモリーブックに載せても,何のことか本人も理解できません.本人が使った単語や言い回しを最大限尊重しながら,文章を区切って短くする,文の構成を入れ替えるなどして,本人の読解力に合わせた文章にします.

第3は,漢字と仮名をどう使い分けるかです.認知症の人は,仮名文字の理解が保たれることは繰り返し述べてきました.では,メモリーブックの文章は,仮名文字を多用したほうがよいかというと,必ずしもそうではありません.先行研究では,漢字の書字能力が保たれている人は認知機能全体が高いことが明らかになっています[2][3].このことは,漢字を書くことによって,認知機能を維持向上させる可能性を示しています.漢字で読解できる場合は漢字を,振り仮名をつければ読める人には振り仮名を,それが読みにくそうだったら平仮名を,というように,漢字と仮名を使い分けて文章を作ります.

3 エピソードが事実と異なっていたら本人の思い出を優先する

記憶には,忘却(完全に忘れてしまう),歪曲(一部を誤って記憶している),置き換え(記憶内容が置き換わる),時間的混同(前後が入れ替わる)などの特性があります.認知症の多くになんらかの記憶障害が生じますから,本人から得られた思い出が事実と異なっていることは多いです.例えば,カルテの家族情報欄には子どもは5人と書いてあるにもかかわらず,本人は「私の子どもは4人」と断言する,父親だけが単身で満州(中国)にいたはずですが,「私も満洲で幸せに暮らしていた」と懐かしむ,などです.

このように,本人から得られたエピソードと事実が異なっていた場合は,本人の思い

注:最大読書速度で読める最小の文字サイズ

出を優先します．なぜなら，メモリーブックは，年表あるいは辞典ではなく，あくまでも本人の思い出を記すものだからです．加えて，記憶の歪曲や置き換えが生じる理由の一つとして，そこに本人の感情的な葛藤が潜んでいる可能性があるからです．つらい出来事を忘れる，楽しい思い出として認識を変える，これらは人間の心のありようとして許容されるべきですし，生きる知恵ともいえます．

　ただし，メモリーブックは家族が読む場合もありますから，家族に説明しておくことが必要です．口頭で説明する場合もありますが，メモリーブックに奥付や注釈を入れておく方法もあります．詳しくは次稿で紹介します．

COLUMN

語彙選びの妙

　メモリーブックの創始者であるBourgeois氏が，中等度アルツハイマー型認知症の男性のメモリーブックを作成したときの出来事を紹介します．趣味に関する本人とのやりとりの中で，彼が「休日に狩りに行った」と話しました．Bourgeois氏はメモリーブックに「My hobby was hunting.」と記して，翌日，本人に見せました．しかし，彼はまったくピンとこない様子でした．彼女は言い回しを変えて彼に見せることを何度か繰り返しました．「I engaged hunting.」という文章を見せたとたん，彼はうれしそうな表情を浮かべ，「Yes, I engaged hunting. Yes, Yes. …」と，その文章を何度もつぶやいたそうです．本人が用いる言い回しは，本人の経験に基づく深い感情に裏打ちされており，その言葉を見る・読む・つぶやくことで，その出来事，周りの状況，自分が感じた情動を，生き生きと追体験することができます．

4　テキストデータ化してプリントアウトしたものを本人に読んでもらい修正加筆する

　上記のポイントを踏まえてテキストデータ化した文章をプリントアウトし，次回の介入時に，まず読んでもらいます．認知症の人の多くは，前回，このような機会を持ったことも，話した内容も忘れてしまっています．ですが，プリントアウトしたものを渡して読んでもらうと，ほぼ例外なく全員が集中して読み始めます．ページをめくる音だけが聞こえる静かな雰囲気の中で，各自が自分のメモリーブックを読み進めます．時折，「うんうん」「そうだ，そうだった」などの独り言や，「あなたはどうしてこんなに私のことを知っているの．すごいね」などとスタッフに語りかける声などがきかれます．なかには，読みながら，懐かしさのあまり落涙する人もいます．長いときで15〜20分，認知症の人の注意持続がこんなにも保たれることに驚かされます．

　先ほど紹介した重度アルツハイマー型認知症のCさんも，メモリーブックを読むたびに，「体を動かさないとシャバは渡れません」のページがくると，必ず，「そうそう，そのとおり!!」と，生き生きとした表情で，自分で自分に相づちを打ちながら読み進めていました．

　読み終わった頃を見計らって，内容にまちがいがないか，追加することはないか確認します．あれば，その場で修正加筆のメモを取ります．この作業は，前回の内容を確認することのほかに，今回思い出してもらう次の年代のエピソードへのウォーミングアップという意味があります．前回の思い出を土台にすることで，次の新たな思い出も引き出されやすくなります．

文献

1) MNREAD-J, Jk チャートマニュアル
https://www.cis.twcu.ac.jp/~k-oda/MNREAD-J/MNREAD-J-JkMan 020518.pdf（2021年3月11日閲覧）
2) 爲数哲司，庄司紘史，大内田博文，他：Mini-Mental State Examination（MMSE）の自由書字における文構造の検討—アルツハイマー病とレビー小体病の比較．言語聴覚研究　**16**：288-289，2019
3) 吉森美紗希，飯干紀代子，藏岡紀子，他：介護療養型医療施設におけるコミュニケーション障害第2報—聴覚・言語・知的機能の関係について．鹿児島県高次脳機能研究会会誌　**21**：15-19，2010

写真やイラストを集める・選ぶ

飯干紀代子（言語聴覚士・公認心理師・臨床心理士）

メモリーブックにおける「言語」の重要性をこれまで述べてきましたが，それと同じくらいに大切なのが，写真やイラストなどの視覚刺激です．脳の機能局在から考えても，左脳で処理する「言語」と，右脳で処理する「写真やイラスト」の両方を使うことで，残存機能をより賦活するといえます．

写真やイラストなどの収集方法と，最終的にどの写真を選ぶかのポイントについて，過去の思い出，現在の生活，未来への希望に分けて述べます．

1 過去の思い出

まずは，家族にお願いし，対象者の思い出の写真を借ります．理想的には生い立ちからの写真がそろうことが望ましいですが，収集可能な範囲でけっこうです．

複数の写真が集まったら，その中からメモリーブックに収める写真を選びます．メモリーブックに使う写真の枚数の目安は，中等度認知症の人で10〜15枚といったところでしょうか．軽度認知症の人はそれ以上の枚数でもいいですが，あまり欲張らないことが大切です．写真の枚数が多すぎると，写真に添える文章も多くなり，本人が読むのに疲れたり飽きたりするためです．写真選びのポイントは以下に示す4つです．

1 写真について本人が説明できる

先に述べたように，メモリーブックはあくまで本人が主体です．文章については，本人が表現した内容を尊重することを述べてきました．写真も同様です．本人が写真の内容を認識していることが基本条件です．家族や第三者が考える「人生にとって大きな意味を持つ写真」ではなく，本人にとっての重要性，本人が昔のことを生き生きと思い出すかどうかで選択します．

2 重要な人物や建物が中心にはっきり写っている

本人にとって重要な人物や建物が中心にはっきり写っていることも重要です．例えば，生まれた家の写真であれば，家の全景が写真いっぱいに広がっていることです．玄関の

一部しか写っておらず誰の家か判別しにくい，逆に，周りの家がたくさん写っていて自分の家がどれかわからないのは不適切です．

　また，思い出の主たるテーマによって，選ぶ写真も変わります．例えば，小学校のクラスが楽しかったという思い出であれば，クラスあるいは全校生徒の集合写真が，思い出を適切に表現できます．一方，女学校のお裁縫の時間におしゃべりしながら手を動かすことが楽しかったという思い出であれば，裁縫道具やセーラー服姿といった写真がふさわしいかもしれません．

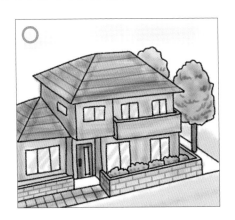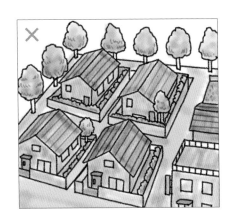

③ 解像度とサイズ

　高齢者は視力やコントラスト感度が低下するため，写真の細部や輪郭の認知が困難なことがあります．可能な範囲で，本人が明瞭に認知できるような解像度とサイズに加工します．繰り返しますが，本人が，明確に認識できる写真であることが前提です．

　なお，古い写真はたいへん貴重なので，家族から借りたらコピーやスキャナーで複製し，オリジナルはすみやかに返却します．家族に何回も写真を持ってきてもらうのではなく，一度まとめて借りて，なるべく多めにコピー，スキャンして保管しておくことをおすすめします．アルバムに張られた状態で持ってくる家族もいますが，古い写真をアルバムから剥がすときは，破損しやすいので注意深く行ってください．

④ 写真が手に入らない場合

　写真を集めようとしても，そもそもその時代に写真を撮っていない，転居などで紛失した，実家にはあるが遠方で誰も行けないなど，さまざまな事情があります．また，子どものときの遊び，成人期の趣味や特技，職業内容を端的にあらわすような写真は，写真に撮っていないことも多いです．そのような場合は，本，雑誌，インターネットなどの写真やイラストを活用します．

　例えば，中等度アルツハイマー型認知症の男性Bさんの職業は水道配管工でしたが，

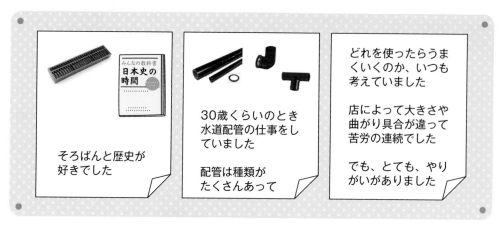

図1 過去の思い出のページ例

メモリーブックには，水道の配管に使うドライバーなどの道具や，U字管，ネジなどの部品の写真を添えました（図1）．また，女学校に汽車で通っていた中等度アルツハイマー型認知症のBさんの「女学校時代の思い出」のページには，好きだった唱歌の教科書と，通学に利用していた蒸気機関車の写真が載っています．これらは，いずれもインターネットで検索したものです．なお，インターネットを通して手に入れる写真については，著作権に十分配慮することはいうまでもありません．

5 地図の活用

　生誕地に関するページには地図を載せましょう．縮尺の小さいものから始めて，順に大きいものを載せていくと認知症の人も理解しやすいです．例えば，先のAさんの生まれは高知県の吾川郡ですが，メモリーブックの最初のページには四国の地図，次に高知県の地図，そして吾川郡の地図が並びます．Aさんは，ページに沿って，順を追って自分の生まれ育った場所を明確に思い出していくことができます（図2）．

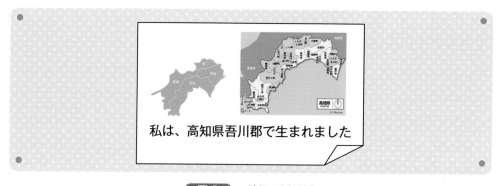

図2 地図の活用例

2 現在の生活

　メモリーブックの現在の生活に載せる写真は，いまの生活場面の写真を撮るところから始まります．施設や自宅の外観，自室，デイルーム，リハビリ室，風呂などの建物や空間の写真を用意します．現在の生活や見当識を確認するための写真なので，必ずしも本人が写っている必要はありません．留意点は，先に述べた思い出の写真と同じで，本人が写真を見てその場面を認識できること，重要な建物などが中央にはっきり写っていること，解像度やコントラストが明瞭なことです．地図も活用しましょう．

3 未来への希望

　未来への希望に載せる写真はその内容に応じて選びます．未来の希望が過去の経験の再現である場合，例えば，「初めて行った北海道にまた行きたい」「故郷の墓参りをしたい」などであれば，過去の思い出で収集した写真を再活用できるかもしれません．

　一方，過去にできなかったことを改めてやってみたい場合は，これまで集めた写真にはないエピソードなので，インターネットなどの写真やイラストを活用することになります．「ひなたぼっこしたい」「散歩に行きたい」などの素朴な希望も多くきかれます．その心温まるイメージに沿った写真やイラストを探したいものです（図3）．

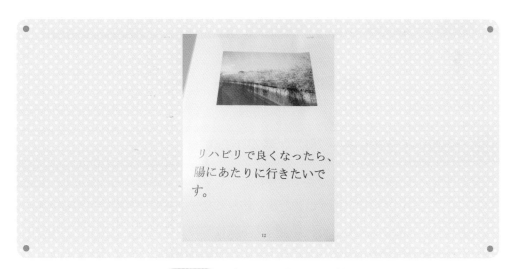

図3　未来への希望のページ例

51

第4節

アルバムに
まとめる

飯干紀代子（言語聴覚士・公認心理師・臨床心理士）

　本人から得た文章と写真やイラストを組み合わせてアルバムにまとめる際の留意点は4つあります．①写真やイラストを上部に文章を下部に，②1ページに1エピソード，③デコレーション，④アルバムの形態とサイズです．完成したメモリーブックの例を図に示します．

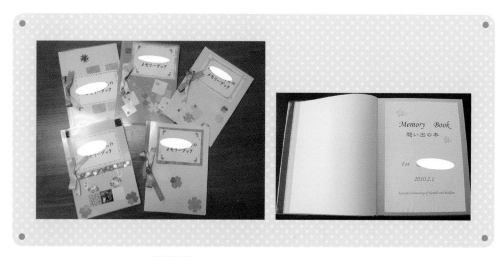

図 完成したメモリーブックの例

1 写真やイラストを上部に文章を下部に

　視覚的理解力（読解力）が多かれ少なかれ低下している認知症の人にとって，たとえ慣れ親しんだ自分の思い出に関することが，わかりやすい文章で，よく見える文字の大きさで書かれていたとしても，それを読解するにはやはり負荷がかかります．視覚的にインパクトの強い写真やイラストなどを上部に配置し，下部に文章を添えましょう．まず写真やイラストに目がいき，イメージを賦活し，その後，文章へ読み進むようなレイアウトです．

　左右に配置する方法もあります．その際は，アルバムが右綴じか左綴じかによって，写真と文章の配置を考慮します．左綴じの場合は写真が左，右綴じの場合は写真が右です．

2　1ページに1エピソード

　1ページに1エピソードが基本です．エピソードの途中でページが区切られてしまうと，ワーキングメモリーの低下した認知症の人の読解力が著しく阻害されます．次のページをめくっている間に何の話だったか忘れてしまい，前ページに戻って確認することになり，なかなか先に進めません．また，1ページの文字数が多いと本人の読む意欲を削ぎますし，疲労も高まります．一方で，軽度認知症の人は，かなりの文章量があったほうが，集中力のトレーニングになったり，読んだ後の満足感につながったりします．本人の読解力に合わせた文章量を考慮しましょう．

3　デコレーション

　時間が許せばということになりますが，ページの余白にシール，手書きの模様，色紙や千代紙，インターネットからとったフレームなどを配置すると，メモリーブックの内容が，より引き立ちます．ただ，その際気をつけたいのが，あくまでも本人にとってこのデコレーションが必要かどうか，という視点です．

　筆者らの経験では，デコレートの作業は男女を問わず，取り組み始めるとスタッフは夢中になってしまう要素を持っています．いつしか「本人にとって」という視点が置き去りになり，自分たちにとっての「楽しさ」「かわいさ」「満足感」で，メモリーブックの余白を埋めてしまうことになりがちです．本人の視点に立つことを忘れずに，適度なデコレーションを心がけましょう．

4　アルバムの形態とサイズ

　メモリーブックは作成する過程にも治療的意義がありますが，完成後も使い続けることで，さらなる効果を期待できます．そのために重要なのが，アルバムの形態とサイズです．

　アルバムの形態としては，市販のノート，フィルムに挟むタイプのアルバム，バインダー，クリアファイルなどが挙げられます．これらを選ぶポイントの一つは，本人にとっての見た目のインパクトと手触りです．飽きずに繰り返し見てもらわなければならないので，選択基準として本人が好む色や素材感（光沢がある，手触りがよいなど）を重視します．筆者らが作ったメモリーブックを例に取ると，茶道や華道をたしなみ，年末には合唱団で第9交響曲を歌っていた軽度認知症のCさんのメモリーブックは，光沢のある藤色のアルバムです（図右）．タイトル文字も芸術雑誌に使われるようなフォントを

使いました．Ｃさんは「これは私の宝です」と言って，部屋に飾っています．

　もう一つのポイントは耐久性です．特に，中・重度の認知症の人のメモリーブックでは重要です．メモリーブックが車いすの座面の下敷きになっていたり，ベッドの下に落ちていたりといったこともしばしば起こります．破れにくく角がつぶれにくいもの，汚れてもふけるコーティングのされたものが適しているといえるでしょう．

　アルバムのサイズについては，どのような場面で多用するかが選択基準です．先述のＣさんのメモリーブックは，本人が「宝」であると認識し，永久保存版という位置づけなので，30×25センチの大きなアルバムです．一方で，中・重度の認知症の人の場合は，気軽に持ち運べていつでもページを開けられる，コンパクトな20×15センチくらいのＡ5サイズが使いやすいです．なお，これより小さいと写真がうまく収まらず，文章の文字も小さすぎて見えにくいです．

　アルバムの形態やサイズを決めるときには，これまで述べた条件を考慮しながら，可能であれば複数の選択肢を用意して，本人に選んでもらうのが理想です．本人に意思決定をしてもらうことで，メモリーブックへの愛着が増したり，記憶に残りやすくなったりします．

第3章 メモリーブックにおける ICT の活用

第**1**節

デジタルノート

竹原有季（公認心理師・臨床心理士）/ 片岡祐磨（公認心理師・臨床心理士）/
寳地沙紀（公認心理師・臨床心理士）/ 飯干紀代子（言語聴覚士・公認心理師・臨床心理士）

1　目的

　メモリーブックを作成するときの課題の一つとして，思い出の聴取から製本作業まで時間と労力がかかることが挙げられます．思い出を聴取する時間は対象者の書字，記憶の想起，コミュニケーションなどのリハビリテーションとして行いますが，聴取した内容を文章に起こし製本する作業は，別に時間を取って行うこととなり，スタッフの過重負担になりやすい側面があります．

　ICTとはInformation and Communication Technologyの略で，日本語では「情報通信技術」を意味します．近年は医療現場においてもICTがさまざまな場面で活用され，作業の効率化や円滑化に役立っています．

　コクヨ株式会社から販売されている「デジタルノート（CamiApp Ⓢ 注）」もICTの一つであり，専用のタブレット上の用紙に専用のペンを用いて記述することで，本人の自筆内容が自動でテキストデータ化され，保存することができます．

　筆者らはこれをメモリーブック作成に使用することで，本人直筆の思い出ノートを見ながら，スタッフがWordなどを用いて入力作業をしていた部分を，自動でテキストデータ化することが可能になり，作業時間と労力の負担軽減につながるのではないかと考えました．

　そこで，本稿ではメモリーブック作成時にデジタルノートを活用した試みについて紹介します．

2　対象

　重度認知症デイケア「デイケアむつみ」を利用中のアルツハイマー型認知症の女性4名を2つのグループに分けて「メモリーブックの会」を行いました．対象者の平均年齢は86.5歳で，介入前HDS-R平均は16.5点，介入前MMSE平均は18.0点でした．

注：CamiApp Ⓢ は2020年12月をもって販売終了となっている

3 使用機材

デジタルノート（CamiApp⑤，コクヨ株式会社）（図1）を使用しました．文字が自動で変換される機器を探していたところに製品の情報を入手したため，本機材を使用することに決めました．

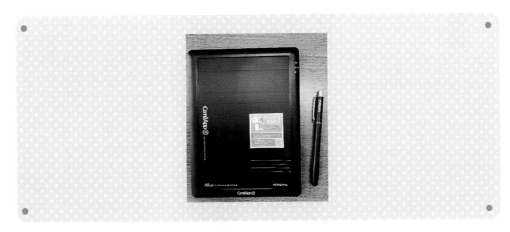

図1 デジタルノート

4 方法

通常の方法でのメモリーブック作成と同様の流れで行いましたが，思い出ノートの記入の際に，デジタルノートを使用しました．デジタルノートの上に思い出ノートの用紙を置き，対象者に自記してもらいましたが，自記を断られたり，自記後に思い出にまつわることを語られたりした場合は，スタッフが代筆，あるいは追記したりしました．実際の記入の様子は図2のとおりです．デジタルノート上で書かれた自記は，自動でテキ

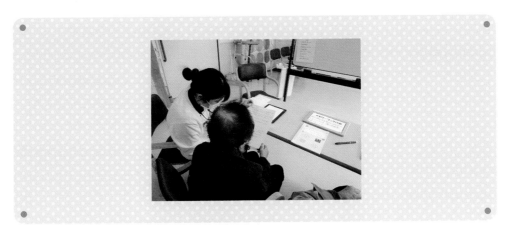

図2 作成時の実際

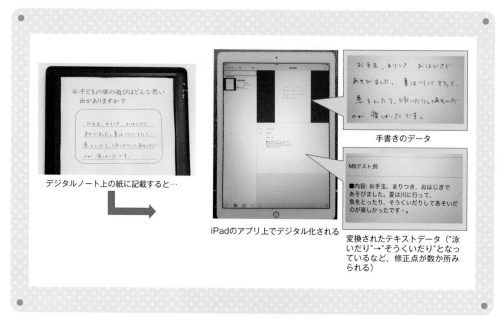

子どもの頃の遊びはどんな思い出がありますか？

デジタルノート上の紙に記載すると…

iPadのアプリ上でデジタル化される

手書きのデータ

MBテスト.例

■内容：お手玉、まりつき、おはじきで
あそびました。夏は川に行って、
魚をとったり、そうくいだりしてあそいだ
のが楽しかったです・。

変換されたテキストデータ（"泳
いだり"→"そうくいだり"となっ
ているなど，修正点が数か所み
られる）

図3 自記された思い出ノートと変換されたテキストデータ（例）

ストデータ化されます（図3）.

5 結果と今後の課題

　介入後はHDS-R, MMSEを実施しました（介入後HDS-R平均17.8点／介入後MMSE平均22.0点）. デジタルノートの変換率などの数値については現在分析中です. 所感としては，自記への苦手意識のある認知症高齢者であっても，デジタルノート上で記入することへの否定的な反応は認められませんでした. デジタルノートを使用した感想をたずねると，「書きにくいことはないよ」との声がきかれました.

　ただし，自記を正しくテキストデータ化するためには，思い出ノートのフォーマットを一定程度構造化することが望ましいと思われます. 若年者であるスタッフが記入しても，対象者の話を聞きながら記入すると，文字が煩雑になったり，文章の配列に乱れが生じてしまったりすることが多く，その結果，テキストデータ化の変換率が低くなる印象を受けました. コクヨ株式会社のスタッフによれば，フォーマットの統制が変換率に影響を与える可能性が高いようです. 今後は変換率などの数値を分析し，さらなる検討が必要です. それらの結果を踏まえ，実際にどのようなフォーマットを用いれば，より正確にテキストデータ化できるのかについても検討が求められます. また，用いる機器のスタイルに合わせて，実施のあり方を検討することも必要です.

第**3**章

メモリーブックにおけるICTの活用

第**2**節

パソコン・タブレット

片岡祐磨（公認心理師・臨床心理士）/ 竹原有季（公認心理師・臨床心理士）/ 實地沙紀（公認心理師・臨床心理士）/ 飯干紀代子（言語聴覚士・公認心理師・臨床心理士）

本稿では，認知症高齢者に，タブレットなどのインターネット利用機器が，実際のところ，どの程度受け入れられ，活用してもらうことが可能なのかについて，考察していきます．

1 インターネット利用機器の現状と今後

21世紀に入り，パソコンやスマートフォン，タブレットといった個人で所有するインターネット利用機器が幅広く普及し，社会生活から私生活に至るまで活用されるようになりました．総務省による令和元年通信利用動向調査[1]によると，日本におけるインターネット利用者の割合は全体の89.8％と9割に迫っています．一方で，同調査において年齢別にインターネット利用機器の利用状況をみると，もっとも利用率の高いスマートフォンでは13〜59歳の7割以上が使用している一方，60歳以上になると使用率が大きく減少し，70歳以上では3割を下回ります．パソコンやタブレット型端末といった機器でも，60歳以上から使用率の減少幅が大きくなる傾向がみられています．これらのことから，60歳以上，特に70歳以上の高齢世代は，インターネット利用機器になじみが薄いことがうかがえます．しかし，現在インターネット利用機器に慣れ親しんでいる世代が高齢になったとき，高齢者でもこれらの機器を当然のように操作できる時代が来る可能性が想定されます．現在こそ紙につづった本の形態をとるメモリーブックも今後，時代を経た未来では，データ化され，液晶に映し出された形が多くなるかもしれません．

2 利用にあたっての予備調査

そこで，前稿のデジタルノートを用いたメモリーブック作成の研究において，協力いただいた対象者4人を再度対象とし，紙でつづられたメモリーブック（以下，紙媒体MB）およびパソコンにデータとして入ったメモリーブック（以下，パソコン媒体MB）をそれぞれ読んでもらいました．そのときに得られた感想や読み進めるときの様子をも

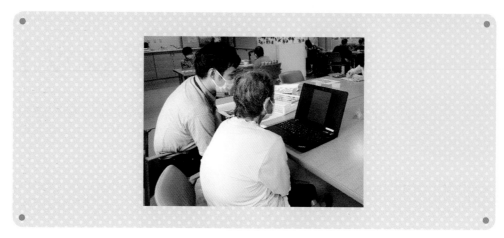

図　実際の様子

とに，認知症高齢者にどの程度インターネット利用機器を用いたメモリーブックを活用できるか，今後に期待される課題は何かを確認する予備調査を実施しました．

調査の枠組みとしては，4名それぞれの対象者に個別で評価を行っています．質問項目など，より詳細なデータについては現在分析中です．

手順としては，対象者のうち，2名には先に紙媒体MBの最初のページを音読してもらった後，パソコン媒体MBで同じページを音読してもらい，それぞれの読みやすさの評価をしてもらいました．もう2名には反対にパソコン媒体MBを先に音読してもらい，その後，紙媒体MBを音読してもらってから，同様に評価してもらいました．その後，対象者にパソコン媒体MBのページの進め方（キーボードのスペースキーを押す）を教えた後，紙媒体MBとパソコン媒体MBをそれぞれ自由に読み進めてもらい，その際の様子をスタッフが関与しながら観察し，評価を行いました．実際の様子が上の写真です（図）．

実際に音読してもらうと，なかには単語や文節を時折誤読してしまう対象者や，読んでいるうちに別のエピソードを語り始める対象者もいましたが，読字と内容理解に支障はみられませんでした．それぞれの対象者に，紙媒体MBとパソコン媒体MBのどちらが読みやすかったかをうかがったところ，2名は紙媒体MBを選択しました．理由をたずねると，うち1名は脈絡のない話題に逸れてしまいましたが，もう1名は「本だから」と断言され，やはり本としてなじみのある紙媒体のほうがよいということでした．一方，もう2名の対象者の回答は“どちらも変わらない”ということで，理由をうかがうと，2名とも『字の読み方はどっちも変わらないから』とのことでした．

対象者に紙媒体MBとパソコン媒体MBをそれぞれ自由に読み進めてもらう調査では，さまざまな反応が得られました．なお，4名ともパソコンに実際に触れて操作することは初めてとのことでした．パソコン媒体MBに関して，ある対象者はキーボードを押す

ことは覚えていますが，どのキーかがわからず何度もまちがえていました．また別の対象者は，最初から『あんたがせんや（あなたがして）』とスタッフに操作をゆだねたり，始めから続きを読もうとしない対象者もおり，自身のみで順調に読み進めた対象者はいませんでした．他方，紙媒体MBは，ほとんどの対象者が自らページをめくり，新たな思い出話をスタッフに話し始めたり，なかには『懐かしかなぁ．泣くごた（泣きそう）』と読み進めつつ涙されていた対象者もいました．

3 まとめ

　文字を読むぶんにおいては紙でも液晶上でも支障はありませんが，やはり高齢者にインターネット利用機器はなじみが薄く，よりなじんでいる紙媒体MBのほうが選択されやすいということがうかがえました．今回の対象者が全員パソコンを操作した経験がなかったことも大きく影響していると思われますが，現在の認知症高齢者が，日頃から使い慣れないインターネット利用機器を扱うことは難しく，実際に活用してもらうことに大きな困難を伴うことがうかがえます．新規にインターネット利用機器の操作手順を覚えることは非常に難しいと思われます．しかし前述のように，将来的にはこうした機器の操作に若いうちから慣れ親しんだ高齢者が増加することが考えられます．認知症の中でも発症率が高いアルツハイマー型認知症では，手続き的記憶（繰り返し身体で覚えた"やり方"の記憶）は比較的長く残りやすいことが知られています[2]．そう考えると，将来は認知症を発症していても，インターネット利用機器をある程度操作可能な高齢者が多くなるでしょう．また，インターネット利用機器ならではの長所も存在します．例えば，文字の大きさを好きに調整できることは一つの利点です．また，昨今は文字データを音声に変換して読み上げる機能も存在し，これを用いればメモリーブックを個人で"聴く"ことも可能になります．インターネット利用機器ならではの利点を生かし，今後高齢者のニーズや状態に沿った機器や機能が開発され，メモリーブックにおいても活用されていくことが期待されます．

文献

1）総務省：令和元年通信利用動向調査の結果
　　https://www.soumu.go.jp/johotsusintokei/statistics/data/200529_1.pdf（2021年3月3日閲覧）
2）扇澤史子：第2章 部位別にみた脳の機能とその検査．黒川由紀子，扇澤史子（編）：認知症の心理アセスメント はじめの一歩．医学書院，pp39-70，2018

第3節

音声テキスト変換

寶地沙紀（公認心理師・臨床心理士）/ 竹原有季（公認心理師・臨床心理士）/
片岡祐磨（公認心理師・臨床心理士）/ 飯干紀代子（言語聴覚士・公認心理師・
臨床心理士）

1 はじめに

　メモリーブック作成において，対象者と接する時間を除くともっとも多く時間を要するのが，対象者から得られた思い出をデジタル化する入力作業です．ICTの一つに「音声テキスト変換」機能があります．話し声を録音した電子ファイルから，自動でテキストファイルに変換することができるツールです．議事録作成など録音したものを聞いて手打ちする「テープ起こし」の手間が省けたり，口頭で入力したい言葉を言えばキーボードで文字を打たずに入力できるため，タイピングが苦手な人にも利用しやすいと思われます．

　例えば，googleドキュメントの音声入力機能や，WindowsやMacに搭載されている音声変換機能などが使用できると思われます．またタブレットやスマートフォンでも，さまざまな音声テキスト変換のアプリケーションがあり，自身の使いやすいものを選択して試してみてはいかがでしょうか．

2 音声テキスト変換機能のメリット

　筆者らは，この音声テキスト変換機能をメモリーブックの作成に活用することで，作業の効率化につながるのではないかと考えています．対象者が思い出を語る音声データを録音し，音声テキスト変換ツールを用いてテキストデータに変換するのです．

　これを使うメリットとして，まず，メモをする作業が不要になることで，より対象者の話を聞くことに集中できることが考えられます．対象者によっては，自筆を嫌がる人や，自筆後，思い出があふれ出るように多数のエピソードについて熱を持って語る人も多くみられます．その場合，スタッフがメモをしながら聴くことになりますが，聞き漏れのないようにしたいとか，本人の語りをなるべくそのままメモしたいと思うと，メモすることそのものがたいへんな作業になる場合もあります．その点，録音することで記録は残るため，その場で記録をとることから解放されます．

　次に，作業の効率化です．録音機器の準備などはありますが，手打ちで文字を打ち込

みデータ化する必要がなくなります．現時点では改行，空白などは反映されないため，改行，空白，また誤変換の修正は適宜，自分たちで入力していくことになりますが，膨大な語りを一からタイピングすることと比較すると，より作業が効率的に行えると考えられます．

3　音声テキスト変換機能のデメリット

　一方，デメリットとして認識精度の問題が挙げられます．雑音や対象者の活舌，発話速度，また，くだけた言葉やアクセントの位置，方言によっては認識精度が落ちることがあります．音声認識システムは特定のアプリケーションに特化したデータベースに基づいて構築されるため，想定している語彙や入力環境とミスマッチがあると極端に性能が低下する[1]といわれています．高齢者は加齢により発音が不明瞭であったり，地域によっては方言を多用することも考えられ，それらを想定したアプリケーションでなければ，認識精度が低くなり修正箇所が多くなる可能性もあります．また，機器の性質，録音環境，音響なども影響すると思われ，この面においても工夫が必要となるかもしれません．

4　まとめ

　近年は，健康維持や介護のために，ICTを用いた高齢者向けの技術開発やプロジェクトが盛んであり，高齢者との対話やふれあいを目的とした小型対話ロボットなども多数開発されています．

　医療・介護現場におけるマンパワーが不足している昨今，支援の質を維持・向上させるためには，今後，より一層ICTを用いながら，適宜作業の効率化を図ることが求められます．たくさんの企業が，用途別に音声認識のアプリケーションを開発しており，今後，医療・介護の領域でも，より実用的になっていくと思われます．メモリーブックにおいても，アナログの良さ（対象者が読み書きをすることでのリハビリ効果や，対象者やスタッフとの交流によって生まれるものなど）も大事にしながら，今後の技術開発にも着目し，省力化に取り組んでいきたいと思います．

文献

1）河原達也：音声認識技術の現状と将来展望．電気学会誌＝The Journal of the Institute of Electrical Engineers of Japan　**133**：364-367, 2013

第4章 メモリーブックを使った介入方法

第1節─① リハビリテーションのプログラムとして行う─個人介入

関 道子（言語聴覚士）

1 はじめに

　メモリーブックは，作成の過程で過去のエピソードの想起による記憶機能の賦活，エピソードの口頭表出，文章での表現など言語機能の運用を促します．さらに，でき上がったメモリーブックの内容を自身の記憶と照らし合わせて確認する際に，音読・読解を行うことから，記憶機能および言語機能の賦活・改善を目的としたリハビリテーション（以下，リハビリ）のプログラムとして活用することができます．

　メモリーブックの考案者であるBourgeois[1]は，メモリーブックを使用した中等度アルツハイマー型認知症者との会話の結果，談話能力の向上や不安・不穏に対する効果があったと報告しています．また，リハビリの個別訓練として導入された事例としては，中等度アルツハイマー型認知症者に対してメモリーブックを用いた認知コミュニケーション訓練を13週間実施し，認知機能，談話能力，BPSD（認知症の行動・心理症状）の改善が得られたとの後藤ら[2]の報告があります．

　ここでは，リハビリの個別訓練プログラムとしてメモリーブックを導入する場合の，介入の手順について述べます．

2 メモリーブックの作成手順

1 導入

　まず，個別訓練の中でメモリーブックを作成する目的を認知症者本人・家族に説明し，同意を得てから作業を進めることが望まれます．対象者によっては，ネガティブな思い出が想起されて情動的に不安定となったり，エピソードを想起する作業をストレスに感じる場合があるため，対象者の精神的負担に留意します．事前に，会話や行動の観察およびMMSEなどの認知機能検査の結果などから，見当識障害や記憶障害・遂行機能障害などの認知機能障害の程度，言語機能（話す，聞いて理解する，読む，書く）の低下があるかどうか（また，その障害の程度），難聴の程度を確認しておくと，自伝的記憶

の聴取や書字・音読の課題を行う際の対応の参考になります.

2 自伝的記憶の聴取

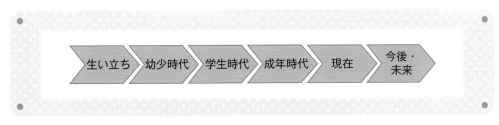

生い立ち 〉 幼少時代 〉 学生時代 〉 成年時代 〉 現在 〉 今後・未来

図 人生を6つの時期に分ける

　自伝的記憶は，人生の区分に分けてエピソードを聴取していきます（図）．具体的な聴取内容としては，生い立ちでは「どこで生まれましたか」「何人きょうだいですか」など，学生時代（小学校）では「通っていた小学校の名前は何ですか」「印象に残っている先生の名前は」など，表1（第2章第1節，p.34）のキーワードを参考に聴取します．MCI（軽度認知障害）や軽度認知症者には，「小学校ではどんな思い出がありますか」など，エピソードの想起を促す質問を含めるとよいですが，重症度により，エピソードの想起が難しい場合は，具体的な名称や数値などの想起を促す質問を中心に用います．読解や書字の能力が保たれている場合は，自記式の「思い出ノート」フォーマット（第2章第1節, 図3, p.34参照）を用意して，想起された内容をまず本人に書き出してもらい，その後に書かれた内容についてセラピストがさらに詳しく聴取する，あるいは内容を整理してまとめるという方法をとるとよいでしょう．

　1回のリハビリの個別訓練の中では，1つの区分について聴取を行い，それを数回繰り返して全体を聴取します．可能であれば，「過去」の5つの区分に加えて「現在」「未来」の区分についても聴取します．

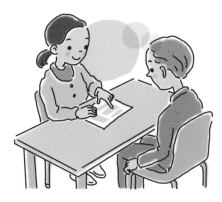

言語療法室での個別訓練の様子

1回の聴取にかける時間は5〜10分程度（1単位20分の半分程度まで）を目安とします．「1つの話題に注意を向けられる時間が短い」「同じ話が繰り返される」などの症状が観察される場合は，適宜，聴取にかける時間を調整します．個別訓練の残りの時間は，その他の訓練を組み合わせて行うとよいでしょう．

記録してセラピストが文章化した内容は，次回の訓練の際に対象者に見せて音読し，内容を確認してもらいます．さらに追加したり修正する事項がある場合は，次回の訓練のときまでにその内容をメモリーブックに反映させます．同様の作業を各区分で繰り返し，完成に至ります（「記録と整理の方法」「写真やイラストを集める・選ぶ」「アルバムにまとめる」は第2章の各稿を参照）．

3 メモリーブックを用いた個別訓練（重症度別の活用方法）

メモリーブックが完成した後の個人訓練での基本的な活用方法は，①音読あるいは黙読用の教材とする，②書かれている内容を確認し，さらに想起された事柄の発話を促す，③セラピストが内容についての質問をして応答を促す，などです．

重症度別では，MCIや軽度認知症者では，メモリーブックを作成する過程自体が訓練課題として大きな意義がありますが，記憶力が比較的保たれている場合，完成後は内容の新鮮味が薄れるため，毎回の訓練で用いると，訓練に対するモチベーションが続きにくくなります．その場合は，月に1回程度の音読課題として用いたり，「現在」「未来」の区分で新しいエピソードを加えていくなどするとよいです．中等度認知症の人では，メモリーブックに書かれた内容を覚えていないことが多くなるため[3]，毎回の訓練で用いても新鮮味は損なわれず，音読課題や談話のキーワード教材として活用できます．重度認知症の人では，メモリーブックに書かれた内容を覚えていませんが，音読を促す，写真への注意を喚起するなどして，残存する談話能力を引き出すための刺激として用いるとよいでしょう．多くの認知症の人は音読能力，特に平仮名を読む能力は症状が進行しても保たれるため，認知症がかなり重度でも音読は可能な場合があります．

文献

1）Bourgeois MS：Enhancing conversation skills in patients with Alzheimer's disease using a prosthetic memory aid. *J Appl Behav Anal* **23**：29-42, 1990
2）後藤摩耶，齋藤まなこ，飯干紀代子，他：中等度アルツハイマー型認知症例に対するメモリーブックを活用した認知コミュニケーション訓練．言語聴覚研究 **11**：21-28, 2014
3）三村　將，飯干紀代子（編著）：認知症のコミュニケーション障害—その評価と支援．医歯薬出版, 2013

第**1**節ー②

リハビリテーションの
プログラムとして行う
ー集団介入

飯干紀代子（言語聴覚士・公認心理師・臨床心理士）

1 はじめに

　メモリーブックは，個人の人生史や，現在と未来への思いをつづるものですから，個人への介入が基本です．しかし，病院や介護保険関連施設での認知症の人へのリハビリテーション（以下，リハビリ）や介護の現状を考えると，スタッフがマンツーマンで対応するには限界があります．一定数の集団に対してメモリーブックを用いた活動を提供することが現実的です．また，同世代で思い出を共有したり，他の人が話す内容を聴いて現実に立ち返ったり，前向きな気持ちになれたり，といった集団ならではの効果（グループダイナミクス）が生まれることもたしかです．

　メモリーブックを用いた活動を集団で行う場合，その実施手順は，従来，高齢者や認知症の人を対象に行われている集団での活動と類似した部分が多いです．その一方で，メモリーブックならではの特徴や留意点もあります．大きな特徴として，①思い出や現在の気持ちなどを話すだけでなく「自ら紙に書いてもらう」，②それを「読んで推敲してもらう」，③自らアルバム編纂に関わってもらう，の3点が挙げられます．また，留意点として，思い出という個人情報を扱うことへの配慮が挙げられます．

　この稿では，はじめてメモリーブックを用いた活動を行う方でもわかるように，それらを具体的に紹介したいと思います．

2 対象者とスタッフの人数

　対象者は5〜6人が適度です．思い出を共有するときに，これくらいの人数だと一体感が生まれやすく，集団で行う効果がより得られます．スタッフは，進行役が1名，補助が1名，計2名が標準です．スタッフが多い場合は，対象者を増やすこともできます．逆に，スタッフが1名の場合でも，対象者2〜3人であれば活動を進行することができます（表1）．

表 1	対象者とスタッフの数		
対象者	スタッフ	スタッフの役割	
2～3人	1名	進行役と補助役を兼ねる	
5～6人	2名	進行役1名，補助役1名　＊もっとも標準的	
7～10人	3～4名	進行役1名，補助役2～3名	

3　場所

　活動に集中できる場所を用意したいものです．認知症の人は注意力や記憶力が低下している場合が多いですので，ちょっとしたことで気がそがれたり，思い出したり考えをまとめたりするのにたいへん時間がかかるのです．活動以外の刺激を極力少なくするよう心がけましょう．

　静かであること，他の人の出入りがないこと，適度な明るさであることが重要なポイントです．聴覚的環境，視覚的環境を整える，ということもできます．ただし，医療や介護の現場では，理想的な環境を用意できないこともあります．その場合は，大きな部屋の隅で行う，パーテーションで区切る，近くのテレビのスイッチを切る，館内に流れている放送を切る，など工夫しましょう．

　いつも同じ場所で行うことも大事です．いつもの部屋で，いつものメンバーで，といったなじみの環境を提供することで，活動回数が積み重なっていくにつれ，軽度認知症の人の場合は明確に，中～重度の人の場合はなんとなくではありますが，集団としての一体感がかもし出されていきます．

4　時間や回数

　週1回，60分程度が標準です．対象者が軽度認知症であったり，人数が多かったりする場合は，90分程度になることもあります．

　メモリーブックが完成するのに12回ほど必要です．3カ月程度の活動ということになります．いつも同じ曜日，同じ時間帯に行うことも大事です．生活リズムの中に組み込みましょう．

5 プログラムの流れ

1 12回の流れ

表2に示すように，活動は大きく4種類に分かれます．①思い出を話してもらったり書いてもらったりする活動（第1回〜第7回），②文章を推敲したり写真を選んだりする活動（第8回〜第9回），③アルバムに製本する活動（第10回〜第11回），④完成したメモリーブックを見ながらの活動の振り返り（第12回）です．

対象者の状況によっては，多少短くなったり長くなったりする場合があります．状況をみながら判断してください．

第1回目に，オリエンテーション的な位置づけとして，活動の主旨や目的を話すことも必要でしょう．その際，会の名前を決めておくこともお勧めです．目的意識，帰属意識や仲間意識を高めることにつながります．ただ，多くの参加者は，一度だけではこれらを認識しないですから，現実的には，第2回目以降も繰り返し伝えることになります．

表2 集団での介入プログラム（週1回・計12回の場合）

1回		「生い立ち」「幼少時代」
2回		「学生時代」
3回	思い出などの	
4回	自記／聴取	「成年時代（仕事・結婚・育児）」
5回		
6回		「現在」
7回		「今後・未来」
8回	写真やイラストとの統合・本人による修正や加筆	
9回		
10回	製本	
11回		
12回	完成・振り返り	

2 1セッションの流れ

表3に，1セッションの標準的な流れと，その目的を示します．①はじめの挨拶，②出欠確認，③見当識（日付や場所）の確認，④メモリーブックの作成，⑤参加者との会話を通した共有，⑥おわりの挨拶から構成されます．思い出したり，書いたり，読んだりして，残存機能を使いながらメモリーブックを完成することが主目的ではありますが，見当識へのはたらきかけ，他者への関心や他者との交流を促すことも，集団活動ならではの大事な目的です．

メモリーブックの作成については，第2章「メモリーブックの作り方」を参照してく

表3 1セッションの流れとねらい

順番	内容	ねらい
1	はじめの挨拶	会の主旨や目的の確認を含む
2	出欠確認	他者への注視や関心を促す
3	見当識確認	見当識への関心と向上を促す
4	メモリーブックの作成	思い出，現在の気持ち，未来への思いを書く・話す・読む アルバムを完成する
5	会話を通した共有	他者との交流を促す，感情の共有を図る
6	おわりの挨拶	次回の案内を含む

ださい．思い出ノートを配り，それぞれのスピードで書いてもらいます．補助役スタッフが，声をかけたり，手助けしたり，代筆したりしながら，思い出，気持ち，考えを引き出していきます．

6 集団での介入の留意点

1 他の参加者と比較しない

　集団で行う利点の一つに，他の参加者が書く姿を見て自分も書き始めるといったミラーリングの効果が挙げられます．また，他の人がスタッフに話している言葉を聞いて，それがヒントになって思い出が出てくることもあります．とはいえ，「○○さんが書いているのだから，あなたも書いてください」といった，あからさまな他者との比較や強要は避けましょう．

2 個人情報の漏洩に留意する

　思い出は個人情報です．認知症が中等度や重度の人は，活動が終わって居室に帰ったり，食事や入浴など別の活動が始まったりすると，メモリーブックの活動で見聞きしたことは，完全にといっていいほど記憶に残っていません．

　しかし，認知症が軽度の人の場合は，メモリーブックの活動での他の参加者の発言内容を覚えていることがあります．自分の価値観に合わない発言だった場合に，例えば，「Aさんは，あんな根性の悪い人だったとは」などと思い込んでしまい，次回以降の活動でAさんとの関係性がぎくしゃくすることもあります．また，Aさんが自分の居室に戻ったときに，同室の人にそのことを話すといったことも起こりえます．これは，個人情報の漏洩ともいえます．軽度認知症の人の場合は，参加者で思い出を共有する時間は短時間にする，一般的なあたり障りのない範囲で行うといった配慮が必要です．

看護や介護など日常的なかかわりの中で行う

－入院患者さんに日常的にメモリーブックを使用する際の留意点

安島明子（言語聴覚士）/ 石原健司（神経内科医）

1 はじめに

　メモリーブックは作成する段階と完成後に使用する段階の双方で活用することができます．当院（回復期リハビリテーション病棟）でのメモリーブックの作成手順は，あらかじめ提示した写真を見ながら記憶を引き出し，語ったことを文書化する点で，本書に紹介されている方法（第2章参照）とは異なります．ここではメモリーブックを作成，使用するそれぞれの段階で留意すべきポイントを，リハビリテーション（以下，リハビリ）のチームアプローチにおける活用事例を通して解説したいと思います．

2 事例紹介

基本情報

　80歳代，男性．妻と死別後の約10年間，団地で独居生活．長女・次女が交替で訪問，介護をしていました．性格は真面目で几帳面，趣味は競馬，パチンコ，ゴルフなど多彩．

① 入院までの経過

　2年前より体のふらつきが出始め，他院でパーキンソン病と診断されました．1年後，幻覚も出現したため当院外来を受診，レビー小体型認知症と診断され，外来でフォローされている間に転倒や幻視が徐々に増えていきました．団地の1階階段下で座り込んでいるのを発見，救急搬送され，脳梗塞および右大腿骨頸部骨折と診断．当院回復期リハビリテーション病棟に入院となりました．

▶▶▶ ポイント

　入院に至る経過，家族関係，本人の性格や趣味を把握しておくことは，本人・家族とのコミュニケーションをとるうえで有用です．医師，看護師，ソーシャルワーカーなどによる診療録記載を十分に参照することが望ましいです．

② 入院時の症状

　脳梗塞による左上下肢の脱力，摂食・嚥下障害，構音障害，声量の低下を認めました．

食事でもむせることがあり，また大腿骨骨折に伴う廃用症候群もみられ，日常生活動作は全介助でした．レビー小体型認知症の周辺症状（服を脱ぐ，オムツをはずしてしまう，興奮しやすい，幻覚・妄想がみられるなど）が夜間に強くみられ，看護・介護スタッフは対応に難渋している状況でした．初期評価に続き目標設定を行ったものの，チームの方針は介助量の軽減と曖昧なものであり，到達目標も施設か在宅か不明確でした．

>>> ポイント

　本人とのコミュニケーションをとるうえで，現症を把握しておくことは必要不可欠です．また入院時の症状に基づいてリハビリの目標を設定しますが，本例のように，入院時には不明確で，入院中に徐々に明確になる場合もあるので，臨機応変に対応します．

③ リハビリテーション

　車いすを用いた離床より開始し，言語療法では食形態と発話の向上を目標としました．そのため，プログラムとして嚥下訓練，呼吸訓練，発声訓練などを行いました．ある程度コミュニケーションがとれるようになった時点で，本人の希望を聴取したところ，「歩けるようになりたい」「自宅へ帰りたい」とのことでした．このような状況下で，担当医よりメモリーブック作成の提案があり，本人・家族も同意したため作成を開始しました．

>>> ポイント

　どのような経緯でメモリーブックを作成することになったのか，把握しておくことは大切です．作成にあたっては，本人・家族の同意と協力が必要不可欠となります．

④ メモリーブックの作成

　作成は言語聴覚室にて1日40分間を週5回，約4カ月かけて行いました．最初に家族に幼少時から現在までの写真とアルバムの準備をしてもらい，次にそれらの写真を見ながら，本人が語ったことを，本人が言ったとおりの単語や文章を使い，本人が理解できる

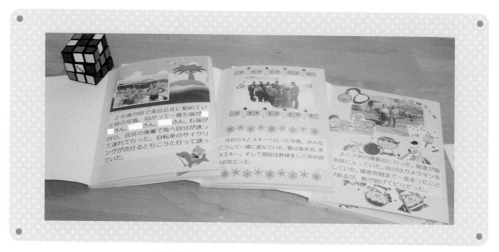

図1　完成されたメモリーブック

ように表現して，写真に文章とイラストを添えてアルバムにまとめていきました（図1）．
写真は時系列に沿い，生い立ち，幼少時代，学生時代（小学校・中学校・高校・大学時代），
成年時代（結婚や子育て），現在，未来について分けて提示し，本人の感想やコメント
を聴取しました．

>>> ポイント

写真など個人情報の取り扱いに対して，十分な配慮が必要になりますが，言語療法室
は個室であるため機密性が高いといえます．なお，作成途上あるいは完成されたメモリー
ブックの保管場所にも注意します．また，写真に添える文章は，本人が言ったとおりの
単語や文章を使い，本人が理解できるように表現することが大切です．

⑤ メモリーブックの活用（図2）

メモリーブックの閲覧範囲は，本人・家族に加えて，担当スタッフのみ可能・誰でも
可能・閲覧不可の中から，担当スタッフのみ可能という選択肢に同意のサインをいただ
きました．

>>> ポイント

メモリーブックは個人情報の宝庫でもあることから，取り扱いに十分配慮し，家族か
ら承諾を得ておく必要があります．

完成したメモリーブックに対しては，本人から「とってもよいものですね」という感
想を，また家族からも「私たちも知らなかったことを知ることができ，家族の宝物にな
りました」という感想を得ることができました．例えば，若い頃はとても格好よく，女
性の取り巻きが多かったこと，それを裏づけるように結婚のきっかけは妻からのアプ
ローチだったこと，などのエピソードを思い出すことができました．さらに「家族とファ

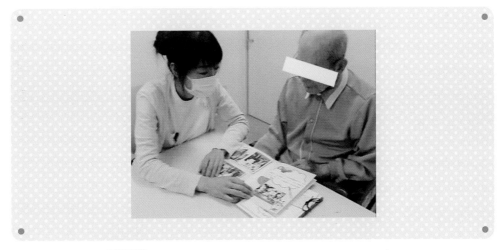

図2 メモリーブックを用いたリハビリテーション介入
機密性が確保できる個室で行っている．

ミリーレストランに行くのが好きだった」という，入院時には聴取できなかった記憶を引き出すことができました．そこで，本人の意欲を向上させるため，「家族とファミリーレストランへ行く」という新たなチーム目標を設定し，準備を始めました．具体的には，理学療法士が自家用車への移乗訓練と離床時間の延長，作業療法士がひげ剃りなどの整容動作，言語聴覚士が摂食可能な食品の評価など，各職種で具体的な目標を設定しリハビリを進めました．また，外出が円滑に行えるように，看護師・介護職員は外出に必要な書類の手続きを行い，外出時の服装にも気を配りました．その結果，週末ごとに家族とファミリーレストランへ行くことが可能となりました．また，日中の活動が増えたことにより傾眠が減少し，夜間も良眠できるようになりました．さらに，夜間に強くみられていた認知症の周辺症状も軽減しました．このため，入院当初は特別養護老人ホームへの入所も視野に入れていましたが，介助量の少ないグループホームへ入所することができました．

>>> ポイント

本例では，リハビリのチームアプローチに，メモリーブックから得られた情報を活用しています．メモリーブックは精神症状を安定させるための回想法として用いるだけではなく，得られた具体的なエピソードから，リハビリの目標，退院の目標を設定する際にも有用な手段となりうることがわかります．

⑥ 退院後のフォロー

退院4カ月後の追跡調査では，ファミリーレストランへの外出も継続することが可能でした．視力低下のため，メモリーブックを見ることはできなくなっていましたが，記憶は保たれており，思い出をもとに会話を楽しむことができていました．入院中にメモリーブックを作成，活用した効果があったと推測されます．

>>> ポイント

可能であれば，退院後もメモリーブックの活用状況について，フォローすることが望ましいです．

3 まとめ

入院患者さんに日常的にメモリーブックを使用する際の留意点を，事例を通して，入院から退院に至る経過を追って解説しました．

看護や介護など日常的な かかわりの中で行う
―介護保険関連施設などに入所している場合

飯干紀代子（言語聴覚士・公認心理師・臨床心理士）

　介護保険関連施設などに入所している認知症の人を対象にメモリーブックを日常的に活用する場面として，①介護スタッフが対象者理解や会話のために使う，②見当識強化や日課の確認に使う，③対象者本人が使う，④家族が使う，⑤介護実習生やボランティアが使う，が挙げられます（表）.

| 表 | | 介護保険関連施設でのメモリーブック活用例 |

使用者	目 的	活用の具体例
介護スタッフ	対象者理解の促進 会話のきっかけ	対象者とともに作る 読んで対象者理解を深める 書かれているエピソードを会話に使う
介護スタッフ	現実見当識の強化	現在の生活を対象者とともに見て，確認する 同じことを何度もたずねる場合にみせる
本人	集中力の維持・強化 懐かしさを味わう アイデンティティの確認	部屋に置いておく 決まった時間に読んでもらう
家族	懐かしさを味わう ポジティブな感情の喚起 本人との関係性の好転	写真を持ってきてもらう 対象者とともに読む 介護スタッフと感想を話す
実習生 ボランティア	対象者理解の促進 会話のきっかけ 不安の軽減 ポジティブ感情の喚起	対象者とともに作る 読んで対象者理解を深める 書かれているエピソードを会話に使う

1　介護スタッフが対象者理解を深める・会話に使う

　認知症の人を支援するにあたり，その基本の一つとして，本人の生活史を聴取することの重要性はすでに数多く提唱されています.介護保険関連施設では，パーソンセンタードケアの考えに基づいた「介護研究センター方式」などを用いて，入所者の詳細な生活史をデータベースとして保管し，介護に活用している施設も多くみられます.

　そのような詳細なデータベースはたいへん貴重であることはいうまでもありませんが，そのデータには家族から聴取したものも含まれていることから，本人がすでに完全

に忘却してしまっている出来事もあります．また，第2章で述べたように，認知症の人が語る思い出は，家族から聴取したものと異なっている場合も多いものです．事実は一つかもしれませんが，それをどう捉え，どう記憶しているかは人それぞれです．認知症であろうとなかろうと，それが記憶の特質です．

メモリーブックは，本人が自ら語る思い出の集積です．もしかすると事実とは異なっているかもしれませんが，本人は，その記憶の延長で現在を生きています．認知症の人の現時点での自己意識を支える一つのツールとして，メモリーブックを活用できるのではないかと考えます．

また対象者とともに作るプロセスが，貴重な介護活動の一つとなりえます．作りながら対象者理解が深まり，完成したものを他のスタッフが読むことで，さらに理解が広がるといえます．メモリーブックに記載された内容をもとに本人に話しかけると，すぐに返答が返ってくる可能性が高いです．なぜなら，本人の記憶の中にある出来事が直接的に問われるからです．直球がストライクゾーンに投げられ，それが打ち返される，といったイメージです．打ち返すときに周辺の思い出も賦活され，話が発展することも期待できます．

2 見当識強化や日課の確認に使う

メモリーブックの内容のうち，現在の生活について記載している部分は，見当識強化や日課の確認に活用することができます．メモリーブックの利点は，生い立ちから始まる過去の出来事と連続した形で，現在の生活をまとめてある点です．入所している施設名，スタッフの顔写真と名前，食堂やデイルームの写真，住所，毎日のスケジュール表などを，自分の人生の流れの一環として認識できます．

認知症の人への非薬物療法で比較的エビデンスの高いものとして，現実見当識訓練（reality orientation法，以下RO法）があります．現在の見当識情報（いまいつで，ここはどこで，私は何をしている）を繰り返し与えることで，見当識を強化します．RO法で現在の見当識を提示すると，多くの認知症の人は，「え？　もう平成ですか？」「私は病院に入院しているってことですか？」などと，現在の状況が，自分が思っていたものと異なることに驚きます．自分の思い込みとのギャップを生じさせることがRO法の狙いともいえましょう．

一方，メモリーブックではこれまでの自分との連続性の中で現在の自分の立ち位置を確認します．筆者らの経験では，メモリーブックのページをめくりながら，「ふんふん」といううなずきとともに，現在の生活状況を過去とのつながりの中で自然に確認しているようです．現実のギャップに驚く人はほとんどいません．おだやかな見当識の確認の

仕方といえましょう.

　入所施設でのスケジュールを載せておくのも効果的です.多くの施設では,スケジュールは壁などに貼って,どの入所者からも見えるように提示されています.ただ,注意機能や見当識に関する意欲の低下した対象者にとって,壁に貼ってある掲示物は,自分に関する重要な情報をもたらしてくれるものとして捉えることは難しく,壁紙や風景の一部と化していることが多いものです.メモリーブックに個別の情報を載せ,対象者の目の前で開くことで,はじめて自分にとってのスケジュールという刺激となりえます.認知症が軽度であれば,週間スケジュール表を載せて,自分で当日の日課を認識するトレーニングをするのもよいかもしれません.中等度や重度であれば,毎日ルーチンで行う日課を選んで載せます.毎日読んでもらってからその日課を行うことで,定着率が上がります.

3　対象者本人が読む

　後述の事例（第6章）にも述べるように,対象者は自分のメモリーブックを熱心に感慨深く読みます.メモリーブックは,基本的に対象者の手元に置いて,繰り返し目を通してもらうことが望ましいです.管理が難しい場合はスタッフが保管します.

　認知症の人は,日課を覚えて自ら行う,あるいは何かに自ら気づいて手に取るといった行動は難しいため,メモリーブックも,そのつどこちらが声がけする,あるいは目の前に置くことが必要です.

　認知症が軽度である場合は,例えば,昨日読んだということを覚えていたり,メモリーブックに記載されている内容をある程度覚えていたりするため,あまり頻回に読まないようにするのがポイントです.前日の出来事を記憶していないような中等度認知症の人の場合が,毎日,もっとも熱心に新たな本を読むような面持ちでメモリーブックを手にして読むようです.

　対象者が熱心に読んでいるときに,スタッフが傍らで質問したり,話を引き出したりすると,生き生きとした会話が生まれます.その会話は,昨日も今日も,何度も同じ話が繰り返されるかもしれません.が,本人にとっては,いま,はじめて話す人生の大切な思い出という位置づけです.うなずきや相づちなどの傾聴態度を維持したいものです.

4　家族と本人との会話に使う

　認知症を発症すると,あたり前のようにできていたことができなくなり,会話がかみ合わず,家族の中でのこれまでの立ち位置が失われていきます.それは本人にとってた

いへんつらいことですが，同時に家族にとっても大きな喪失体験といえます．

　認知症の人への対応としてよくないということは理解していても，毎日の生活の中では，ついつい失敗を嘆いたり，責めたり，声を荒げたり，という反応をしてしまうこともあるでしょう．そんな態度をとってしまったことを，後で悔いて自己嫌悪の気持ちを感じることもあるかもしれません．

　そのような家族の心の負担を軽くすることは簡単ではありませんが，その方法の一つとしてメモリーブックを活用してみてはどうでしょうか．もし，メモリーブックを作成するときに協力してもらえるのであれば，写真を持ってきてもらいます．昔の写真を見ると，いまの姿と比べて，家族は複雑な気持ちになってしまうこともあります．しかし，家族で撮った写真は，その多くが行事，記念日，旅行など楽しかった思い出で占められています．写真を見ていくうちに，そういえばこんな楽しいことがあった，このときはうれしかったなど，家族がポジティブな気持ちになってくることが多いのも事実です．メモリーブックは，家族の疲れた心に，ポジティブな感情を呼び起こすきっかけとなりえます．

　完成したメモリーブックを家族と本人との会話の材料にすることもできます．ただ，メモリーブックは本人の記憶に忠実につづったものですから，家族が記憶している内容と異なる場合があります．「こんなふうに覚えていたなんて…」と，家族が傷ついたり，不快な気持ちになったりすることも起こりえます．家族に見せる前に，事実と異なっているかもしれないことを説明しておくなどの工夫が必要です〔詳細は第1章第6節「個人情報の取り扱い」参照〕．

5　実習生やボランティアの対象者理解を促す・会話に使う

　介護保険関連施設には，介護実習生，中高校生の職場体験，さまざまな年代のボランティアなどが来所します．多くは，入所者と直接触れ合ってコミュニケーションをとりながら，介護やアクティビティを行うことと思います．

　メモリーブックは，はじめて入所者と会う実習生やボランティアの方々にとって，入所者の個人プロフィールとしての役目を果たすことができるでしょう．対象者のこれまでの人生の歴史の特記事項を短時間で把握できます．また，メモリーブックに書かれた内容を会話のきっかけとして使うことで，初対面の対象者と何を話したらよいのだろう，という不安も軽減することができます．

　実習生やボランティアの方々に，メモリーブックを作ってもらうこともお勧めします．ただし，使える時間が限られていますから，メモリーシートやメモリーカードといった短縮版がよいでしょう．人生の，ある時期に絞って「子どもの頃の思い出」「仕事のやり

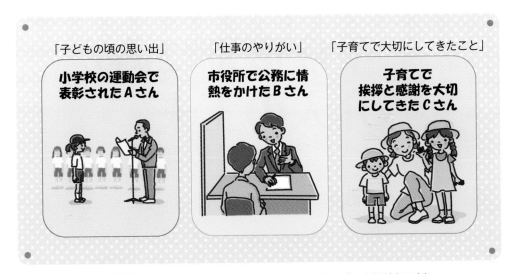

「子どもの頃の思い出」　　「仕事のやりがい」　　「子育てで大切にしてきたこと」

図　実習生やボランティアと作るメモリーブック短縮版の例

がい」「子育てで大切にしてきたこと」など，テーマを決めて話を聴き（あるいは書いてもらう），それを写真やイラストとともにまとめましょう（図）．

　入所者と交流するさまざまな年代の人が，「話せてよかった」「わかり合えてよかった」「楽しかった」という時間を持てることは，互いにとってたいへん重要であると思います．メモリーブックを使うことで会話を始めるハードルを下げつつ，話の中身はその人の人生観にもつながる深さがある，そんな会話が実現できる可能性を秘めています．特に，若い世代の人たちには，メモリーブックを通して対象者の「人生」に触れながら，自分自身の「人生」について考えるきっかけにしてほしいと願います．

重症度別にみた
介入の工夫

飯干紀代子（言語聴覚士・公認心理師・臨床心理士）

1 メモリーブックの適用範囲

　人生の思い出はすべての人にあります．認知症により記憶力が低下したとしても，最重度の認知症でないかぎり，なんらかの思い出は残っていますし，丁寧に引き出せば記録に残すこともできます．そういう点では，メモリーブックは，聴覚・視覚刺激に対して何の反応も示さないような最重度を除いて，原因疾患を問わず，すべての認知症の人が対象となりえます．

　とはいっても，メモリーブックに載せるエピソードの量は認知症の重症度にほぼ比例して減少し，進行するにつれ，本人が思い起こし，言葉にできる思い出が少なくなります．思い出は本人にとっての残存機能と考えると，本人が記憶しているうちに，つまり認知症が軽度のうちに，なるべく多くの思い出を引き出し，形に残しておくことが重要であると思います．

　記憶は反復することで強化されますから，メモリーブックに記載したエピソードを繰り返し目にすることで，学習効果が生まれ，記憶が一部定着したり，現実見当識が強化されたり，ポジティブな考えや感情が維持できたりといった効果が期待できます．認知機能の賦活，残存機能の活用，情動の安定といった観点から，なるべく早い時期からの介入が望ましいといえます．

2 認知症重症度別の目的，介入の工夫

　メモリーブックを使った介入には共通の目的があります（表1）．情動の安定，意欲の喚起，注意力の維持・向上，BPSDの軽減・回避です．これらは，認知症の重症度によって達成度に違いはあるものの，すべての認知症の人の目的となりえます．

　一方で，それぞれの重症度に合わせた目的も必要です．重度では廃用による機能低下防止，中等度では機能の維持と一部向上，軽度やMCI（軽度認知障害）では機能の向上や拡大が主な目的となりましょう．

　認知症の重症度により，メモリーブックを作成するとき，活用するとき，それぞれの

認知症重症度	共通の目的	重症度別の目的
重度	情動の安定 意欲の喚起 注意力の維持・向上 BPSDの軽減・回避	会話のきっかけ作り 単語レベルの読解・音読能力の維持 廃用による言語機能の賦活
中等度		会話を広げる 見当識の強化（時間・場所） 文章レベルの読解・音読能力の維持 書字能力の維持・向上（一部漢字含む）
軽度・MCI		会話を広げ，深める 知的好奇心を広げる 見当識の強化（時間・場所・スケジュール） 文章レベルの読解・音読能力の向上 書字能力の維持・向上（漢字主体）

表1 認知症重症度別のメモリーブック活用目的

工夫や留意点も違います．以下に具体的に紹介します．なお，認知症重症度の目安として，MMSE，CDR（clinical dementia rating；臨床的認知症尺度）の値を載せましたが，厳密な基準ではありませんので，あくまでも参考値と考えてください．

1 重度認知症（MMSE：0〜9点，CDR：3）
（＊視覚・聴覚刺激にまったく反応が得られない最重度認知症は除く）

① 目的（表1）

重度認知症の人に対するメモリーブックを用いた介入の目的は，会話のきっかけ作り，単語レベルの読解・音読能力の維持，廃用により低下した言語機能の賦活です．重度認知症の人は，長い経過を経る中で，字を読んだり書いたりといった機会がどんどん少なくなっています．なかには何年もペンや鉛筆を手にしていない人もいます．

MMSEなどの認知機能検査では書字課題で失点することも多いですし，「私は書けないから」と鉛筆を持つこと自体を拒む人もいます．しかし，メモリーブックで自分の懐かしい思い出を書く場面では，自ら鉛筆を握り，片言であっても文字を書く人が多いことを経験します．これまで使わなかったために，低下していた言語機能を賦活することは，重度認知症の人にとって重要な目的であるといえるでしょう．

② 作成・活用時の工夫（表2）

>>> 思い出などを聴取するとき

重度認知症の人に思い出などを聴取するときの工夫は，第1に，短時間で行うことです．なるべく覚醒度が高い時間帯，かつ表情がおだやかなときに介入します．覚醒度の低下や注意の拡散，同じ話題が何度も繰り返される，あるいは反応が得られず時間だけが過ぎていくことに介入者が耐えられないなどの場合は，短時間で切り上げましょう．

表2	重度認知症の人に対する作成・活用の工夫
思い出などを 聴取するとき	短時間で行う 具体的なテーマを示す（運動会，得意料理，旅行など） トリガーを複数与える 本人の写真やその時代の歴史的出来事の写真など，視覚刺激を多用する 流行歌や唱歌など，音楽を聴いてもらう 答えはじっくり待つ
アルバムに まとめるとき	基本的に平仮名中心で記載する ページ数を少なく 1枚のみのカード形式でもよい 耐久性が高いアルバム素材（ビニールコーティングなど） 軽くて，角が丸い
完成品を使うとき	紛失しないようスタッフが保管し，必要なときに持ち出す カード形式のものは居室などに貼る 十分に注意を向けてもらったうえで読んでもらう 十分に待つ

タイミングを変えて複数回にわたって介入しましょう．

　第2に，具体的なテーマを示すことです．軽度や中等度の人であれば，「小学校の頃」といった時期を示すだけでエピソードが得られることが多いですが，重度認知症の人には，時期に加えて「運動会」「得意料理」「旅行」といったわかりやすいテーマに沿って話してもらうと，エピソードが引き出しやすくなります．最初は「はい」「うん」「いや」など，Yes-No反応で返事をすることも多いですが，だんだん具体的な思い出が出てきます．

　第3に，記憶のトリガーを複数示すことです．例えば「運動会」であれば，「徒競走」「万国旗」「騎馬戦」「応援」「ハチマキ」などの心象性の高い単語が有効なトリガーであり，その言葉を聞くことにより，思い出がイメージしやすくなります．

　聴覚以外の刺激を用いることも効果的です．本人の写真や，その時代の歴史的出来事の写真などの視覚刺激を使ったり，流行歌や唱歌などの音楽を聴いてもらったりする方法もあります．

　いずれにしても，重度認知症の人は，刺激を認知する，イメージを思い浮かべる，考える，思い出す，口に出すといった一連の過程が非常にゆっくりですので，答えをじっくり待つ姿勢が欠かせません．

▶▶▶ アルバムにまとめるとき

　アルバムにまとめるときの留意点は，第1に，文字の表記を平仮名中心にすることです．日本語が母国語の人であれば，重度認知症となっても1文字1音対応の平仮名を読む能力がほぼ保たれています．読むことができれば，メモリーブックに記載されている本人にとってなじんだ言葉の意味は理解できます．重度認知症の人がメモリーブックに

書かれた平仮名を逐次読みに読んだ後，「ああ，そうそう，懐かしい」と情景を思い出して感想を言う場面を経験します．

第2は，記載するページ数は少なくすることです．重度認知症の人は，これまでの70〜80年の人生の思い出のうち，残念ながらかなり限られたエピソードしか想起できないことも多いです．だからこそ，そのエピソードは本人にとってかけがえのないものであり，家族や周囲の人と伝え合う価値のある思い出ともいえます．そのエピソードを記載した1枚のカード形式にして活用するという方法もあります．

第3に，アルバムの素材は，生活の中で多少汚れたとしても拭き取ることのできるビニールコーティングなど，耐久性が高いものが適しています．居室でベッド臥床のまま読むこともありますから，本人が持ちやすい軽さであること，不慮のけがを予防するために，アルバムの角が丸いことなども留意点として挙げられます．

>>> **完成品使用時の工夫**

重度認知症の人のメモリーブックは，紛失しないようスタッフが保管し，必要なときに持ち出す形式が望ましいです．また，カード形式のものは，居室の見えやすい場所に貼るのもお勧めです．本人に読んでもらうときは，覚醒度の高いときに十分に注意を向けてもらったうえで読んでもらうことが大切です．確実に注意が向けられれば，10〜15分集中して読むことを多く経験します．

読んでいるとき，反応が起こるのを十分に待ちましょう．表情変化などの反応があまりみられず，わかっていないのだろうか，何も感じなかったのだろうかとこちらが不安になることもありますが，しばらく時間がたってから表情変化があったり，ぽつりとつぶやいたりといった様子がみられるものです．このような小さな変化に気づき，その機を捉えてエピソードについてこちらからたずね，さらに反応を引き出しましょう．

2 中等度認知症（MMSE：0〜9点，CDR：2）

① **目的**（表1）

中等度認知症の人に対するメモリーブックを用いた介入の目的は，会話を広げる，見当識を強化する，文章レベルの読解・音読能力を維持する，書字能力を維持・向上する（一部漢字含む）です．

重度認知症の人では会話を始めるきっかけとすることが目的でしたが，中等度の人には，それに加えて会話を広げることが重要な目的となります．メモリーブックに書かれているエピソードを話題にして感想を言ったり質問したりすることで，これまで忘れていたことを思い出したり，日頃は使わないような単語や言い回しが出てきたりすることが多いものです．

見当識については，メモリーブックには過去の思い出の延長に現在の生活が記載され

ていますので，時間や場所の見当識を抵抗や混乱なく，すんなりと受け入れる場面を多く経験します．病院や施設などに入院・入所中で，自分のいまの状況が把握できず不安になったり，何度もスタッフにたずねたり，廊下を歩き回ったりする人に効果的といえます．落ちついているときを見計らって，おだやかで楽しい雰囲気の中でメモリーブックを読んでもらいます．たちどころに問題がすべて解決するわけではありませんが，それを繰り返すことで，少しずつ成果があらわれてきます．

　また，中等度の認知症の人は1つの思い出についてある程度まとまった量の話ができますから，メモリーブックに記載する文章も比較的長い文章になります．それを読むことで読解能力を維持させることにつながります．さらに書字においても，平仮名はもちろん，一部漢字を使って書くことで書字能力を維持・向上させることができます．

② **作成・活用時の工夫** （表3）

>>> **思い出などを聴取するとき**

　重度認知症の人の場合は覚醒や注意集中などの問題から，短時間で行うことを第1のポイントとして挙げましたが，中等度認知症の人の場合は，話を広げていくことが第1のポイントです．トリガーを与え，イメージを賦活し，エピソードとエピソードをつなぎ，展開させていくことが重要です．

　ただし，一方で中等度認知症の人は発話量が多く，ワーキングメモリーや近時記憶の低下のために1つのエピソードから話が枝葉末節に飛び，テーマから極端に離れてしまうこともしばしば起こります．重度認知症の人の場合は，沈黙や無反応であることに介入者が困惑し疲労感を覚えることがありますが，中等度認知症の人の場合は，逆に，話をどうやってもとに戻すか，ずっと続く話をどう切るかに苦慮します．

　そこで第2のポイントですが，話のテーマを維持する・もとに戻す工夫が大事になってきます．具体的には，「ところで」「さて」「話は変わりますが」といった，話を区切る接続語や挿入句を使うことです．会話時の傾聴態度はもちろんそのままにしながら，相手が一呼吸ついたところで，すかさず先の語を挟みます．抑うつや不安感のある人の場合は，自分の話を遮られることで情動が不安定になる場合もあるので留意が必要ですが，多くの場合，中等度認知症の人は何事もなかったかのように新しい話題に切り替わることができます．この工夫は，同じ話が数回繰り返されたときに別の話に誘導する場合にも使えます．

　第3のポイントは，なるべく書いてもらうことです．たとえまちがったとしても，一部であったとしても，漢字での書字を促してみることも重要です．

>>> **アルバムにまとめるとき**

　重度認知症の人と比べるとメモリーブックのページ数は増えますので，大きめのサイズのアルバムにまとめることになります．アルバムの素材や形については，ビニールコー

表3	中等度認知症の人に対する作成・活用の工夫
思い出などを 聴取するとき	トリガーを与えて，思い出を広げる
	テーマから極端に離れたときは，話を戻す
	同じ話が数回繰り返されたら，別の話に誘導する
	なるべく，書いてもらう
	まちがったとしても，一部であったとしても，漢字での書字を促してみる
アルバムに まとめるとき	耐久性が高いアルバム素材（ビニールコーティングなど）
	軽くて，角が丸い
完成品を使うとき	紛失しないようスタッフが保管し，必要なときに持ち出す
	毎日～数日に1回読んでもらってもよい
	音読を促す
	会話のきっかけとして，共に読んだり，質問したりする

ティングなど耐久性が高いもの，不慮のけがを予防するためにアルバムの角が丸いことなどが留意点として挙げられます．

>>> 完成品使用時の工夫

　紛失しないようスタッフが保管し，必要なときに持ち出すスタイルが望ましいでしょう．記憶障害がある程度進行しているため，たとえメモリーブックを毎日読んだとしても，そのことをすっかり忘れていたり，読んだ内容をまったく覚えていなかったりということが多いです．そのつど新奇刺激として捉えてもらえますので，連日メモリーブックを使ったかかわりを行っても，新鮮さが失われません．音読してもらう，共に読む，質問するなど，会話のきっかけとして活用してください．

3 軽度認知症やMCI（MMSE：21点以上，CDR：0.5～1）

① **目的**（表1）

　軽度認知症やMCIの人への目的は，会話を広げ・深める，知的好奇心を広げる，見当識の強化（時間・場所・スケジュール），文章レベルの読解・音読能力の向上，書字能力の維持・向上（漢字主体）です．

　中等度の人には，会話を広げることが重要な目的でしたが，軽度認知症やMCIの人の場合は，話題をさらに深めたり，興味関心の幅を広げたり，現在のニュースや社会状況などを加えたり，といったことが目的となりえます．

　見当識については，自身の日課や週間スケジュールに注意を向けてもらったり，一部把握してもらったりすることも試みたいものです．

　メモリーブックに記載された文章を読むことで読解能力を維持・向上させること，漢字主体の書字を促して書字能力を維持・向上させることも重要です．

表4	軽度認知症・MCIの人に対する作成・活用の工夫
思い出などを 聴取するとき	トリガーを与えて，思い出を広げる
	事実だけでなく，考えや意見などへと掘り下げる
	現在の社会情勢などの話題も提供する
	なるべく，文章で書いてもらう
	漢字での書字を促す
アルバムに まとめるとき	耐久性が高いアルバム素材（ビニールコーティングなど）
	軽くて，角が丸い
完成品を使うとき	自室管理できる場合もある
	管理できない場合はスタッフが保管し，必要なときに持ち出す
	頻回に読むと飽きることがある
	音読を促す
	会話のきっかけとして，共に読んだり，質問したりする

② **作成・活用時の工夫**（表4）

>>> **思い出などを聴取するとき**

　トリガーを与えて思い出を広げることはもちろんのこと，事実だけでなく，考えや意見などへと掘り下げることが重要です．現在の社会情勢などの話題も提供して，考えをまとめる作業を心がけたいものです．書字を促す場合は，無理強いにならない範囲で漢字での書字を促しましょう．

>>> **アルバムにまとめるとき**

　中等度認知症の人よりも，さらにメモリーブックのページ数が増えます．大きめのサイズのアルバムにまとめることになります．アルバムの素材や形については，ビニールコーティングなど耐久性が高いもの，不慮のけがを予防するためにアルバムの角が丸いことなどは認知症の重症度にかかわらず，留意点として挙げられます．

>>> **完成品使用時の工夫**

　軽度認知症やMCIの人は，自室で自己管理できる場合もあります．管理できない場合はスタッフが保管し，必要なときに持ち出すことになります．音読を促したり，会話のきっかけとして，共に読んだり，質問したりして活用しますが，記憶力がある程度保たれていますので，頻回に読むと飽きることがあります．

　軽度認知症やMCIの人は，どちらかというと，メモリーブックを作り上げること自体に大きな意義があるともいえましょう．メモリーブックの完成までは，毎回意欲もきわめて高く，情動の安定や発話量の増加といった効果も顕著にみられます．しかし，いったん完成して何回か読むと，前に読んだ内容を覚えていることも多く，新鮮味が薄れ，繰り返しメモリーブックを用いることに抵抗を示す人も出てきます．

　1〜2週間に1回，あるいは月に1回程度，音読して新たなエピソードを引き出す，その内容を書字するといった活用が現実的です．なお，軽度認知症やMCIの人には認

知機能維持向上のための個人介入を行うことがありますが，開始時のフリートークの材料として，メモリーブックの1つのエピソードを使うことができます．

3 使い続けるために

　メモリーブックは使い続けることが大切です．残念ながら，認知症は進行していきますので，使い続けるためには，内容を再編する必要が出てきます．本人が完全に忘れてしまったことは省いていくことになります．たとえ，書かれていることが事実であったとしても，本人が自分のことであると認識できなくなったら，それは本人の思い出ではありません．

　文章を読む力が低下してきたら，簡易な表現にするなどの工夫をします．それでも読解が困難になったら省きます．

　残存機能に合わせて下方修正していくことになりますが，それは一方で，そのときに残っている機能を大事にすることでもあるのです．

第5章 メモリーブックの効果

平山恵麻（公認心理師・臨床心理士）/ 石原健司（神経内科医）

第**1**節

本人・家族と専門家（医療従事者・介護者）
―それぞれにとっての効果はどのようなものか？

1 はじめに

　メモリーブックがもたらす効果として，①本人にとってはこれまでの「生活史」を引き出すことで懐かしさがよみがえり，情動が安定し，前向きに生きようとするという点，②介護者にとっては，本人の「生活史」を知ることによって，介護やコミュニケーションの糸口をつかめるという点，③家族にとっては，いままでの家族関係を振り返り，再認識する，良い思い出を引き出すことで家族の心のケアにもなるという点が，それぞれ挙げられます[1]．ここでは，筆者らが勤務する病院（回復期リハビリテーション病棟）および施設（老人保健施設）でメモリーブックを作成，活用した事例[2]を通して実感されたメモリーブックの効果について記載します．

2 事例紹介

1 Aさん：80歳代前半，男性

　アルツハイマー型認知症と診断され自宅で療養していましたが，主介護者である妻が体調不良により介護ができなくなったため，施設に入所しました．しかし，入所後は帰宅願望が強く，落ち着いて座っていることができませんでした．また，スタッフに「いつ家に帰れるのか？」などの同じ質問を何度も繰り返す様子がみられました．家族が体調不良であることを伝える，施設にいる理由を書面にして渡すなどの対応をしましたが，本人の状態が変化することはありませんでした．このためスタッフが無意識に本人とのかかわりを避ける状態になり，本人はますます孤立感を深めるという悪循環に陥ってしまいました．

　このような状況を改善し，本人の精神安定を図るため，メモリーブックを作成・活用することにしました．最初に本人が小学生の頃の写真を提示すると，「おおー」と感嘆したような声をあげ，「いい姿勢してるねえ，我ながら．何年生くらいだったかなあ，学校へ入ったばっかしだねえ」と笑顔で話し始めました．続いて故郷の様子に話が発展し，

田舎であったため家の周囲には田んぼが広がっていたこと，山や川があったことなどを懐かしそうに話しました．短い時間ではありましたが，絶えず落ち着かない普段の姿とは違う，おだやかな姿がみられ，帰宅願望の訴えも減少しました．

　その後，次の施設への入所が決定しましたが，メモリーブックは本人にとって有意義なものになる手ごたえが感じられました．そこで，これまでの取り組みや留意点を申し送りの文書に記載し，生活の場が移っても継続できるように準備しました．次の施設でも，メモリーブックの内容から，本人の経歴を生かした活動を提案するなど，メモリーブックを活用しているという情報を受けました．また往診の際に，写真から得られた情報をもとに社会人時代の話を向けると，「この仕事をしていてよかった」など，仕事をしていた頃のエピソードを誇らしげに披露することが何度もみられました．

2 Bさん：80歳代前半，女性

　2年前に骨盤骨折後のリハビリテーション（以下，リハビリ）目的で入院しました．退院後は施設で療養していましたが，感染症などで入退院を繰り返す間に認知機能が徐々に低下しました（「改訂長谷川式簡易知能スケール」は当初28点でしたが，2年後には6点）．今回，うっ血性心不全に伴う廃用症候群に対するリハビリ目的で入院しましたが，意欲低下が強く，リハビリも思うように進みませんでした．そこで本人の意欲を向上させるために，メモリーブックを作成・活用することにしました．

　メモリーブックに使用した写真のうち，何点かについては何度も繰り返して語り，本人の思い入れが特に強いと感じられました．例えば，①額縁入りの絵を抱えてほほえむ高校の制服姿の写真について，「美術部で絵を描いて入賞した．絵が得意だった」と話す際に，目を細めて学生時代の誇りを思い出すような表情がみられました．②幼い息子を背負って石段を登る写真について，「この階段をおんぶして歩いた．重かった」と話す際には，毎月欠かさず月参りをしていた神社の石段を思い出して，"重かった"という身体感覚とともに，子どもへの愛情や大切な習慣に従事していたことの充実感がうかがえました．③普段は口数の少ない本人が，夫婦で旅行した際に本人が撮影した夫の写真を見た際に，「お父さん，愛しています」との発言がありました．この言葉は通常の会話では聞かれない内容で，現在でも夫への愛情を持った眼差しや，夫婦の絆が再確認されたと考えられました．

　メモリーブックを作成・活用する過程で，当初みられていた意欲低下は徐々に軽減し，リハビリに取り組むことも可能になりました．

3 Cさん（詳細は第4章第2節―①に記載）：80歳代，男性

　レビー小体型認知症で外来フォローされている間に，転倒や幻視が徐々に増えていま

した．脳梗塞および右大腿骨骨折のリハビリのため入院．当初は脱衣行為，幻覚・妄想などの認知症の周辺症状が夜間に強くみられ，意思疎通を図ることも困難でした．ある程度のコミュニケーションがとれるようになった時点で，本人の希望を聴取したところ，「歩けるようになりたい」「自宅へ帰りたい」と話しました．このため，精神症状の安定とリハビリの進捗を図る目的で，メモリーブックを作成・活用することにしました．

　完成したメモリーブックに対しては，本人から「とっても良いものですね」という感想を，また家族からも「私たちも知らなかったことを知ることができ，家族の宝物になりました」という感想を得ることができました．メモリーブックから得られた情報をもとに，「家族とファミリーレストランに行くことが楽しみだった」という本人の嗜好に沿った日中の活動を計画，実践した結果，夜間に安定して睡眠をとれるようになったことで，認知症の周辺症状は減少し，精神的にも安定しました．

3　メモリーブックの効果

　認知症の人に対して，メモリーブックを作成・利用することによる効果に関する報告については，わが国でもいくつかの報告があり[3)~5)]，①本人がメモリーブックを見たいという意欲を表出するふるまいの変化，②生き生きとした表情や笑顔が増えるという表情・言葉の変化，③介護スタッフからもメモリーブックでその人の生き方やこだわりがわかり助かる，という社会的交流の変化が指摘されています[4)]．また，メモリーブックを用いたグループ介入により，言語機能や自伝的記憶，能動的態度に部分的な効果が得られた研究結果も報告されています[3)]．ここに提示した事例でも，メモリーブックを作成・活用した結果，以下のような効果が確認されました．

1　過去の経験を語る機会が増えた

　Aさんの場合，施設入所後に自分自身について語ることがなかった状況で，生まれ故郷の様子にまで話を発展させることができ，また施設が変わった後にも，社会人時代の記憶と感情を喚起することができました．Bさんの場合は，自分自身の過去を振り返る過程で家族への愛情が確認され，スタッフにとってBさんの新たな一面を発見することにつながりました．Cさんの場合は，本人に対する医療・介護スタッフの理解が深まったことにより，かつて本人が楽しんでいた活動を追体験するという具体的なチーム目標を定め，実現することができました．いずれの場合も，写真という視覚刺激が過去の記憶の想起を促し，回想や語りを引き出す手段として機能したものと考えられます．

2 自分の人生を肯定的に捉える

Aさんの場合，「いい姿勢してるねえ，我ながら」「この仕事をしていてよかった」という発言およびその際の表情に，Bさんの場合は「絵が得意だった」という発言およびその際の表情に，これまでの人生を振り返る作業を通じて自分の人生を肯定的に捉えた様子がうかがわれます．Cさんの場合は，メモリーブックが家族にとっても，本人の新たな一面を知る手がかりとなりました．これらは，自己の生活史を振り返ることが，認知症高齢者の自己肯定感および介護にあたる家族の満足感に効果があるとする報告[5]と一致します．

3 精神症状が改善した

Aさんの場合は帰宅願望が減少する，Bさんの場合は意欲低下が改善しリハビリに取り組む，Cさんの場合は夜間にみられていた認知症の周辺症状が軽減するなど，いずれの場合も精神症状の改善が得られました．

4 まとめ

本人・家族・専門家（医療従事者・介護者）それぞれにとってのメモリーブックの効果について，事例を通して解説しました．

文献

1）飯干紀代子：今日から実践　認知症の人とのコミュニケーション．感情と行動を理解するためのアプローチ．中央法規出版，pp114-133，2011
2）畠山治子，安島明子，三上かおり，他：メモリーブックの作成と活用―いまの記憶を形に残し，本人・家族・スタッフで共有することの意義．認知症ケア事例ジャーナル　**12**：20-24，2019
3）飯干紀代子，藤本憲正，阿部弘明，他：アルツハイマー型認知症患者に対するメモリーブックを用いたグループ介入の効果―無作為化比較試験に向けた試み．高次脳機能研究　**38**：247-254，2018
4）山本由子，亀井智子：認知症高齢者のライフレビューに基づくメモリーブック作成とその利用による行動変化の検討．聖路加看護学会誌　**16**：1-9，2013
5）後藤麻耶，齋藤まなこ，飯干紀代子，他：中等度アルツハイマー型認知症例に対するメモリーブックを活用した認知コミュニケーション訓練．言語聴覚研究　**11**：21-28，2014

エビデンスの紹介

飯干紀代子（言語聴覚士・公認心理師・臨床心理士）/ 吉畑博代（言語聴覚士）/
種村 純（言語聴覚士・公認心理師）

1 メモリーブックを用いた介入効果

　認知症の人を対象として，メモリーブックを用いた介入を一定期間行った効果に関する報告は表1に示すとおりです[1]~[7]. アウトカム指標別にみていくと，対象者の発話における変化では，曖昧な表現・話の繰り返しが減少して事実の叙述が増加した，被害妄想に由来する頻回な質問が減少したといった効果が挙げられます. 介護士と対象者の会話では，役割交代が増加して話題が維持されるようになったこと，対等な立場での会話が増えたこと，対象者への注意や興味関心が増加し，話しかけや対象者への発話の促しが増えたなど，会話の質が向上していることがうかがえます. 言語機能を個別にみた場合の変化では，読解，呼称，談話能力が向上しています.

　認知機能については見当識が向上していますが，これは，メモリーブックが過去の思い出だけではなく，現在のことも扱っていることが影響していると思われます. また，攻撃性や不適切行動といったBPSDが減ることも示されており，メモリーブックによる介入で情動が落ち着くことが示唆されます.

表 1　メモリーブックを用いた認知症の人への介入効果

報告者	例数	アウトカム指標	結果
Bourgeois et al. (1990)	10	対象者の発話	曖昧な表現・話の繰り返しが減少 事実の叙述が増加
Bourgeois et al. (1993)	5	介護士と対象者の会話	役割交代が増加
Bourgeois et al. (1997)	15	対象者の発話 BPSD	被害妄想に由来する頻回な質問が減少
Bourgeois et al. (2001)	126	介護士と対象者の会話	対象者への注意・興味関心・話しかけが増加 対象者への発話の促しが増加
Bourgeois et al. (2003)	15	介護士と対象者の会話	話題が維持 対等な会話が増加
飯干，他（2012）	2	認知機能 言語機能	見当識が向上 読解，呼称が向上
後藤，他（2014）	1	言語機能 BPSD	談話能力が向上 攻撃性，不適切行為，無関心が改善

2 無作為化比較試験の試み

上述した先行研究を踏まえ，私たちは，認知症の人に対するメモリーブックを用いた多施設でのグループ介入効果を，可能な限り盲検化を図ったデザインで実施しました．その結果を紹介します[8]．

1 対象

対象者の選出から介入終了までのフローチャートは図に示すとおりです．2016年4月〜2017年5月までの期間に，5つの介護保険関連施設に通所あるいは入院中のアルツハイマー型認知症者の連続例で，MMSEが5点未満の者と，グループ活動に支障をきたすような重い心理・行動障害のある者を除いた66例を，介入群33例と非介入群33例に割りつけました．介入前後の評価を実施できたのは，介入群28例，非介入群23例，計51例で，基本属性に群間差はありませんでした（表2）．

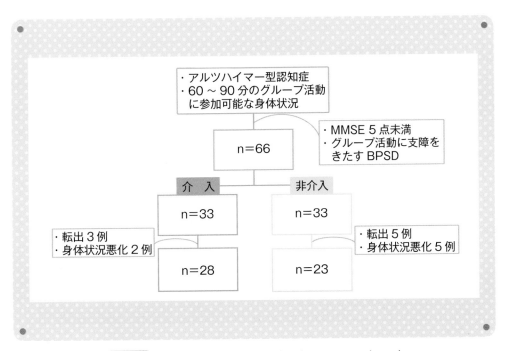

図 対象者の選出から介入終了までのフローチャート

表2	分析対象者の基本属性		
	介入群	非介入群
例数（男性：女性）	28（4：24）	23（6：17）
年齢	88.0±5.5	85.0±7.0
教育歴	8.4±2.5	9.6±2.6
MMSE	15.4±3.4	14.7±4.3
発症からの期間	6カ月〜18年1カ月	5カ月〜17年
認知症治療薬服用*	10例	12例
向精神薬服用*	5例	4例

*当該期間中の投薬の中止・変更なし.

2 介入手続き

　介入群には，メモリーブックを用いたグループ活動を週1回，3カ月間，計12回実施しました．非介入群は，所属する施設で通常の生活をおくりました．施設によって，見当識確認を含むレクリエーション，塗り絵，計算ドリル，テーマを決めての回想的会話などが行われました．

3 アウトカム指標と解析

　アウトカム指標を表3に示します[9)〜11)]．認知機能はMMSE，言語機能は失語症語彙検査の一部抜粋（以下，語彙検査），語流暢性検査，情景画叙述検査，記憶は自伝的記憶流暢性検査（以下，ABF），意欲・態度は能動的態度評価でした．介入効果を反復測定分散分析（時点数2×群数2）により解析しました．各測定項目における介入効果を比較するために，平均効果量（effect size；介入群の変化量と非介入群の変化量の差を両群の標準偏差で除した値）を算出しました．

表3	アウトカム指標	
領域	検査名	概要
認知	MMSE	
言語	語彙検査抜粋	失語症語彙検査（藤田，他，2001）より，高齢者の視覚や親密度を考慮して抜粋した15語
	語流暢	letter fluency「か」
	情景画叙述	おばあさんと猫
記憶	自伝的記憶流暢性検査（ABF）	吉益，他（1998）を一部改変
		幼少期・青年期・成人期・高齢期
意欲・態度	能動的態度評価	前岡，他（2008）

4 結果

① アウトカム指標の分析

　反復測定分散分析の結果，交互作用がみられたのは，①言語機能では，語彙検査総点，同下位項目読解，情景画説明，②記憶機能では，ABF下位項目60歳以降，③態度面では，能動的態度評価総点，同下位項目事象への関心，同対人意識，同発話行動，同社会的態度でした．これらの平均効果量は，順に0.31，0.53，0.76，0.64，0.63，0.54，0.80，0.29，0.67でした（表4）．

表4　介入前後の比較と効果量

	介入群		非介入群		F値			効果量
	前	後	前	後	時点	群	時点×群	
MMSE総点	15.4	13.8	14.7	13.7	5.57*	0.11	0.33	
見当識	3.5	3.4	3.2	3.5	0.75	0.35	1.63	
記憶	3.4	0.8	3.3	0.4	128.65*	0.21	0.65	
注意・WM	1.2	0.9	1.2	1.0	6.13*	0.09	1.13	
言語	6.2	6.0	6.0	6.0	0.25	0.08	0.03	
視空間	0.5	0.4	0.3	0.4	0.15	0.55	0.99	
語彙検査総点	51.8	57.0	51.4	49.6	0.84	0.44	3.49*	0.31
聴理解	10.4	11.4	11.2	11.0	0.56	0.04	1.23	
読解（漢字／仮名）	22.0	24.0	23.9	21.1	0.20	0.06	7.47*	0.53
呼称	8.8	9.9	8.0	8.5	3.12	1.44	0.43	
書字（漢字／仮名）	10.6	11.6	9.5	9.0	1.05	1.12	0.10	
情景画説明	3.5	3.1	3.3	1.8	27.90*	3.60	8.61*	0.76
語流暢	3.1	2.9	2.2	1.8	0.71	1.20	0.03	
自伝的記憶総点	11.9	12.5	11.4	10.1	0.11	0.29	0.67	
幼少期	4.9	4.8	3.2	3.4	0.01	2.71	0.10	
青年期	3.3	2.8	3.2	3.0	1.00	0.00	0.10	
成人期	2.5	3.0	2.6	2.4	0.08	0.10	0.64	
高齢期	1.3	1.8	2.4	1.4	0.30	0.22	8.14*	0.64
能動的態度総点	38.8	46.6	46.6	44.0	2.75	0.27	11.10*	0.63
事象への関心	4.4	5.0	4.6	4.1	0.18	0.34	4.85*	0.54
対人意識	8.4	10.5	10.8	9.6	0.93	0.44	12.27*	0.80
参加態度	3.1	5.0	4.6	4.6	2.24	1.36	0.00	
発話行動	9.0	10.8	10.8	10.3	1.33	0.27	4.32*	0.29
日常生活動作	5.0	5.3	6.0	5.5	0.19	1.76	3.02	
社会的態度	8.8	9.7	9.9	8.1	0.91	0.04	7.42*	0.67

*p<0.05

② 行動観察

　介入群全例がメモリーブックを完成しました．活動への出席率は90～100％であり，体調不良以外の欠席はなく，コンプライアンスは非常に高かったことが特筆されます．グループ活動中は，重度認知症例であっても5～15分程度，自分のメモリーブックを集中して読んでいました．対象者同士の会話が自然に生まれ，悲しい思い出に聴き入る，楽しい思い出に笑いあうなどの感情の共有も多くみられました．思い出の内容によっては落涙するなどの場面もありましたが，いずれもスタッフの共感・受容的な対応により落ち着き，その状態が長時間持続することはありませんでした．

5 まとめ

　本研究のサンプルサイズについては，本研究の分析対象者51例は，effect size 0.3，power 0.8で算出した基準値46を上回っていることから，一定の妥当性は確保しています．

　介入効果がみられたのは，言語機能では，単語の読解と情景画説明でした．本介入で行った思い出の想起，思い出した内容の発話や書字，テキスト化された思い出の音読や読解といった一連のプロセスは，対象者にとって通常の生活よりも深い水準での拡散的特徴を持つ言語活動といえ，それらに対応した言語機能を賦活したと推察されます．

　記憶については，60歳以降の思い出の表出に効果を認めました．アルツハイマー型認知症の人の自伝的記憶には，新しい記憶より古い記憶が保たれる時間的勾配がみられることが知られています[12)13)]．メモリーブックを用いた介入により，60歳以降の新しい記憶のみが増加したことは注目に値します．この効果は，MMSE下位項目の見当識得点を改善するまでには至っていませんが，今後，メモリーブックを用いたかかわりを継続的に行うことで，現在に対する認識が増強される可能性も秘めていると思われます．

　能動的態度では，事象への関心，対人意識などに効果を認めました．本介入による改善が，日常生活における対人交流や活動意欲にも一部及んだことが推察されます．この変化は，言語機能や自伝的記憶の改善が底支えしたことによるものと，グループ活動経験自体がもたらす態度変容の双方の影響と思われますが，自分の人生の軌跡をたどるメモリーブックは内的動機づけが高く，自身に向けた関心が他者や周囲へと波及し，生活の質の向上に寄与したとも解釈できます．

　なお，介入群には難聴のある人が含まれていましたが，彼らの参加意欲も非常に高かったです．認知症の人における難聴罹患率はきわめて高く[14)]，リハビリや介護におけるグループでの活動に難渋することが多いですが，本介入は書字や音読・読解といった文字を介した活動を多く含んでいることから，難聴者へも十分実施可能であったことも特筆されます．

文献

1）Bourgeois MS：Enhancing conversation skills in patients with Alzheimer's disease using a prosthetic memory aid. *J Appl Behav Anal* **23**：29-42, 1990

2）Bourgeois MS：Effects memory aids on the dyadic conversations of individuals with dementia. *J Appl Behav Anal* **26**：77-87, 1993

3）Bourgeois MS, Burgio L, Schutz R, et al：Modifying repetitive verbalizations of community dwelling patients with AD. *Gerontologist* **37**：30-39, 1997

4）Bourgeois MS, Dijkstra K, Burgio L, et al：Memory aids as an augmentative and alterative communication strategy for nursing home residents with dementia. *Augmentative and Alternative Communication* **17**：196-210, 2001

5）Bourgeois MS, Camp C, Rose M, et al：A comparison of training strategies to enhance use of external aids by persons with dementia. *J Commun Disord* **36**：361-378, 2003

6）飯干紀代子：コミュニケーション支援におけるエビデンスの可能性－言語聴覚士の立場から自験例を通して．高次脳機能研究 **32**：468-476, 2012

7）後藤麻耶, 齋藤まなこ, 飯干紀代子, 他：中等度アルツハイマー型認知症例に対するメモリーブックを活用した認知コミュニケーション訓練．言語聴覚研究 **11**：21-28, 2014

8）飯干紀代子, 藤本憲正, 阿部弘明, 他：アルツハイマー型認知症患者に対するメモリーブックを用いたグループ介入の効果―無作為化比較試験に向けた試み．高次脳機能研究 **38**：247-254, 2018

9）藤田郁代, 物井寿子, 奥平奈保子, 他：失語症語彙検査―単語の情報処理の評価．エスコアール, 2001

10）前岡恵美：失語症者の能動的態度に関する検討―評価表の作成を試みて．音声言語医学 **49**：248-253, 2008

11）吉益晴夫, 加藤元一郎, 三村　將, 他：遠隔記憶の神経心理学的評価．失語症研究 **18**：205-214, 1998

12）池田　学：逆向健忘．失語症研究 **18**：189-195, 1998

13）仲秋秀太郎, 吉田伸一, 古川壽亮, 他：Alzheimer型痴呆における遠隔記憶に関する研究―自伝的記憶の検査, Dead/Alive testによる検討．失語症研究 **18**：293-303, 1998

14）Roth TN, Hanebuth D, Probst R：Prevalence of age-related hearing loss in Europe：a review. *Eur Arch Otorhinolaryngol* **268**：1101-1107, 2011

第6章 事例紹介

個人介入
ーBPSDが顕著だった男性

後藤麻耶（言語聴覚士）

1 BPSDとは

　BPSDとは「認知症の行動・心理症状（behavioral and psychological symptoms of dementia）」の略で、"徘徊"や財布や服を盗まれたなどの"物盗られ妄想"、声を上げたり、手を出すなどの"攻撃的言動"といった精神症状や行動などが挙げられます.

　認知症の中核症状に加えて周辺症状であるこのBPSDは認知症の人の7～9割に認められるといわれ[1)2)]、家庭における介護困難の最大要因であるとともに、病院や施設でのリハビリテーション（以下、リハビリ）の阻害要因でもあります.

2 基本情報

▶ **年齢・性別**：70歳代、男性（以下、Yさん）
▶ **原疾患**：アルツハイマー型認知症、腎機能不全
▶ **現病歴**：X－6年頃より、外出して家へ帰れない、物をなくす、忘れるなどの症状があるも在宅生活をしていたが、腎機能悪化により入院. 長期療養目的で病院の介護保険病棟へ転院.
▶ **教育歴・職歴**：高校卒、自営業（畳屋）
▶ **家族**：妻と二人暮らし、子ども2人は独立

3 介入に至る経緯と目的

　NINCDS-ADRDA（National Institute of Neurological and Communicative Disorders and Stroke AD and Related Disorders Association）の診断基準ではprobable ADで、FAST[注]（functional assessment staging）はステージ5（やや高度の認知機能低下）、臨床認知症評価尺度（clinical dementia rating：CDR）では2（中等度の認知症）でした. 入院する6

注：ADL障害の程度によって進行度を7段階に分類したもの

年前頃より，外出して家に帰れない，物をなくす・忘れるなどの症状を認め，その後腎機能悪化により入院，長期療養目的で病院の介護保険病棟へ転院となりました．薬は，塩酸ドネペジル（アリセプト® 0.5％）を1回/1日，5mg服薬していました．

　病棟ではオムツ交換や離床などの介護・看護の拒否，「あっちへ行け！」などの暴言や，腕を強くつかんだり，唾を吐くなどの暴行，胸を触るなどの性的な脱抑制を認め，臥床していることが多い状態でした．リハビリは，理学療法士（以下，PT）と，言語聴覚士（以下，ST）である筆者が，それぞれ週2〜3回程度実施していたものの，離床拒否，リハビリ室への来室拒否，検査・訓練拒否，上記のような暴言・暴行，性的な脱抑制を認め，介入困難なことも多く，対応に難渋していました．ほとんど会話らしいやりとりはできない状態でしたが，ある日ベッドサイドで生い立ちのことを話題にしたところ，「（家族は）7人」「次男」などの単語での返答を認め，趣味の民謡の話では，「尺八工場で男の人が作って女の人が試しに吹くんだよな」という文レベルのまとまった発話が認められたことがありました．そこで，生い立ちから現在までの生活史を本人自身の言葉と写真などでつづる自分史アルバム「メモリーブック」が，談話訓練として活用できるのではないかと考え導入しました．

4 初期評価

1 神経心理学的評価

　MMSE総点は15/30点であり，「時の見当識」1/5点，「場所の見当識」3/5点，「即時再生」3/3点，「7シリーズ」1/5点，「遅延再生」1/3点，「呼称」2/2点，「復唱」0/1点，「理解」3/3点，「読字」1/1点，「書字」0/1点，「描画」0/1点でした．

　標準失語症検査補助テスト（以下，SLTA-ST）の「まんがの説明」は，平均発話開始遅延は50.3±60.3秒（最大137秒遅延），段階評価は3-1〜4，主題説明はすべて困難であり，4問とも0点でした．

2 行動心理学的評価

　標準意欲評価法（clinical assessment for spontaneity，以下CAS）の「面接による意欲評価スケール」は34/60点，「日常生活行動の意欲評価スケール」は28/40点，「自由時間の日常行動観察」では行為評価段階3（無動），談話評価4（無言），「臨床的総合評価」では段階4（ほとんど意欲がない）でした．

　BPSDの直接行動観察式評価（以下，BPSD-AS）[3]での担当PT・STそれぞれの評価は，「指示・誘導・介助への興奮拒否」の重症度が中〜重度，負担度が軽〜中等度，「易刺激性」

の重症度が軽〜中等度，負担度が軽〜極軽度，「脱抑制」の重症度が重度，負担度が軽度でした．また，訓練中の暴力行為，性的な脱抑制の行為回数は，PTで平均4.4±1.9回，STは平均5.6±2.3回でした．

5　メモリーブックの内容

メモリーブックの内容は「これまでの生活」，「いまの生活」の大きく2つの章で構成し，「これまでの生活」では，出身や家族構成などの生い立ち，学校で得意だったこと，仕事，子ども，退職後の趣味について記載しました．「いまの生活」では，現在いる場所，病院の名前，部屋のある階，リハビリの担当者名，リハビリでの目標，現在の家の住所，現在の日付を含むカレンダーを記載しました．ゆくゆくはベッドサイドで家族や看護師，介護福祉士とも活用してほしかったため，汚れても拭き取れるようA4サイズのプラスチックファイルに，「これまでの生活」は9ページ，「いまの生活」は4ページ，計13ページで作成しました（図）．

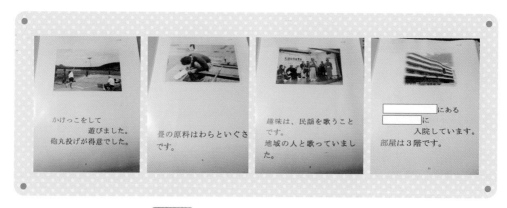

図　Yさんのメモリーブックの一部

6　経過

1　訓練ごとに徐々に変化していくYさん

訓練は13週間，週2〜3回，10〜20分程度実施し，生活史聴取およびメモリーブック作成まで2週間，その後メモリーブックを用いた訓練を11週間実施しました（表）．

メモリーブックを作成していた最初の1〜2週は，ベッドサイドで生活史の聴取を実施したものの傾眠傾向が強く，起こそうと声かけをすると暴力行為を認めました．発話は無反応なことが多く，あったとしてもSTの問いかけに単語レベルで返答することが

表 訓練経過

	週	時間	訓練場所	BPSD	発話内容
メモリーブック作成時期	1～2週	10分	ベッドサイド	離床拒否 暴力行為あり	「畳屋」,「7人」,「次男」などの単語レベルの発話が主. 自発話は少ない. 家族や故郷の話, 趣味の民謡の会話では, 文レベルの発話も認めた.
メモリーブックを使用しての訓練時期	3週	10分	ベッドサイド	離床拒否 暴力行為あり	「なんで何回も読むんだ」と音読を拒んだため, 黙読で実施. 黙読時, 家族の写真や自らが民謡を歌っているときの写真は特によく見ていた.
	4週	10分	ベッドサイド	離床拒否 暴力行為あり	民謡を歌っている写真を見て「こんないい時代もあったんだな」と自発話が認められる.
	5～6週	10～20分	ベッドサイド→ST室	手を強く握るなど暴力行為が時にあり	静かにメモリーブックを眺めることが多いが, STの質問に対して「4キロくらいある. 歩いて行ってた(小学校まで)」など, 短文レベルでの返答が増えた.
	7週	15分	ST室	時に暴力行為あり	民謡のページでずっと写真を眺めた後, 民謡2曲を自ら歌うことがあった. この頃より音読を促すと拒否なく音読可能となった.
	8～10週	15分	ST室	リハビリではほとんどなし 病棟はあり	メモリーブック音読後担当PTに会い, PTの名前を少々まちがえながらも発話する場面があった.
	11～13週	10～20分	ST室	リハビリ・病棟でも暴力行為減少傾向	「もうこの家には帰れねーだろうな. 車がないからなー」「水曜だから, 本当だったら民謡に行ってるんだけどな」などの自発話も増え, STからの質問への返答も増加した.

主でした.

　3週目以降, 完成したメモリーブックを用いた訓練を実施しました. 依然として離床は拒んだため, ベッドサイドにて開始しました. 最初は音読を拒んだため黙読にて実施し, 6週目以降はリハビリへの拒否が減少し, はじめてST室にてリハビリが可能となりました. 8週目以降はリハビリ中の暴力行為はほとんどなくなり, 訓練を重ねるごとに自発話が増え, STの質問への返答も増えました. 特に, 家族構成のページと, 趣味の民謡を歌っているページでは, じっと写真を見たり, 自発話を多く認め,「もうこの家へは帰れねーだろうな. 車がないからなー」と流涙されたり, 自ら民謡を歌ってくれることもありました. 故郷で家族と過ごしていた頃と, 趣味の民謡を歌っていた頃が, Yさんにとってのレミニッセンスバンプ(その人にとって深い意味を持つ時期)であり, その時期の話をすることが多くみられました.

また，リハビリで民謡を歌っていることを妻に伝えると，自宅から民謡のカセットや歌詞カードを持ってこられたので，それを使用して歌を歌うこともありました．

2 生活場面での変化

病棟では臥床傾向が続いていたものの，訓練8週目以降より食堂での食事やレクリエーションへの参加が可能になり，時に他患や担当PTへ挨拶するなど，生活場面でも変化を認めました．11週目以降には，病棟でのBPSDも減少し，介護福祉士と「私も○○県出身なんです」「畳屋さんだったんですね，畳を針で縫うのは力がいるからYさんは力強いんですね」など，メモリーブックの内容で会話をしつつ，介護や看護を行えるようになりました．

妻はお見舞いのときにYさんの整容を整えた後，静かにベッドサイドに座っていることが多かったのですが，訓練11週目頃に，妻が自宅から持ってきた民謡のカセットを一緒に聴いている姿をみかけ，妻との時間の過ごし方も少し変化を認めました．

また，Yさん夫妻と筆者（ST）の3人での会話の中で，三橋美智也や美空ひばりが好きだったことなども聞き，歌のレパートリーも増え，病棟でのレクリエーションの際には看護師と歌を歌うこともありました．

7 再評価

MMSEは15/30→17/30点（「時の見当識」1/5→3/5点，「場所の見当識」3/5→2/5点，「復唱」0/1→1/1点，その他不変），SLTA-ST「まんがの説明」では，発話開始までの時間が平均50.3±60.3秒→3.5±3.7秒へと短縮し，段階評価は3-1〜4→4〜5，主題説明は0→1〜2点へと向上しました．また，発話量が最大1文（9文節）→3文（19文節）と増加し，"一生懸命"や"ガッカリしている"などの感情描写も認められるようになりました．

CASでは，「面接による意欲評価スケール」が34/60→27/60点，「日常生活行動の意欲評価」は28/40→24/40点，「自由時間の日常行動観察」では行為評価段階3（無動），談話評価4（無言）で変化なし，「臨床的総合評価」は段階4（ほとんど意欲がない）→段階2（中等度意欲低下）へと意欲向上を認めました．

BPSD-ASでは，「指示・誘導・介助への興奮拒否」の重症度が中〜重度→なし，負担度が軽〜中等度→軽度〜なし，「易刺激性」の重症度が軽〜中等度→なし，負担度が軽〜極軽度→なし，「脱抑制」の重症度が重度→中等度，負担度が軽度→軽〜極軽度へと改善しました．訓練中の暴力行為，性的な脱抑制の行為回数は，PTで平均4.3→2.6回，STでは平均5.3→1.0回と減少しました．

8 まとめ

メモリーブックの目的は過去のエピソード記憶や意味記憶の賦活を通して，情動を安定させることに加え，視覚的理解や音読といった言語機能に直接はたらきかけること，過去の回想から連続して現在の見当識向上を促すことが特徴です（Bourgeois MS 1990）[4]．

Yさんとの訓練においても，メモリーブックを用いた会話の中で楽しい思い出が想起されたことや，「昔は何をしていたのか」「いまどこにいるのか」など，写真を見ることで自分の記憶していた事柄が確かなものであるという安心感が得られたことが情動の安定につながり，尺八を吹いていた頃や，地域の民謡会へ参加していた頃を思い出し，「民謡を歌ってみよう」「他のこともやってみよう」という意欲向上が認められたと考えられました．

また，訓練を重ねるごとに，昔の写真とYさんの思い出が結びつき，より具体的なエピソードを含む会話ができるようになりました．そのため，徐々に発話量も増え，再評価場面では，発話量の増加だけでなく，"一生懸命"や"ガッカリしている"などの感情描写が可能になるという質的な変化も認め，発話が質・量ともに改善しました．

Yさんの場合，BPSDの中でも暴言や暴力行為があったことにより，病棟でのかかわりも難しく，介護・看護だけでなくコミュニケーションが取りづらい状態であったといえます．しかし，メモリーブックという，会話のきっかけがあったことにより，病棟スタッフや妻とのかかわりにおいても，Yさんとのコミュニケーションに変化が認められました．

メモリーブックの活用は，BPSDによりリハビリや介護・看護に難渋する認知症例に対して，STが実施できるリハビリの一つの訓練方法であり，病棟スタッフや家族とのコミュニケーション手段の一つとなりうると考えられました．

文献

1）鈴木達也，野呂瀬準，須田章子，他：認知症の周辺症状（BPSD）への対応．日医大医会誌 **6**：135-139，2010
2）本間　昭：痴呆における精神症状と行動障害の特徴．老年精医誌 **9**：1019-1024，1998
3）北村葉子，今村　徹，笠井明美，他：認知症における行動心理学的症状（Behavioral and psychological symptoms of dementia：BPSD）の直接行動観察式評価用紙の開発：信頼性と妥当性の検討．高次脳機能研究 **30**：510-522，2010
4）Bourgeois MS：Enhancing conversation skills in patients with Alzheimer's disease using a prosthetic memory aid. *J Appl Behav Anal* **23**：29-42, 1990

個人介入
—がんを発症した認知症者への終末期のかかわり

寶地沙紀（公認心理師・臨床心理士）/ 竹原有季（公認心理師・臨床心理士）

1 基本情報

- ▶ 年齢・性別：80歳代，男性（以下，Dさん）
- ▶ 原疾患：アルツハイマー型認知症
- ▶ 現病歴：X−3年アルツハイマー型認知症の診断で服薬開始．同年脳梗塞を発症し，左片麻痺，構音障害の後遺症が残る．その後転倒により入退院を繰り返すようになると短期記憶障害も深刻化し，深夜の徘徊や日中の傾眠が顕著になったため，X−1年B病院（精神科）に入院．その後，肺がん（ステージⅢB以上）と診断されたが，家族の希望でB病院認知症治療病棟で経過をみることになった（X年2月HDS-R：13，MMSE：17）．
- ▶ 既往歴：特になし
- ▶ 教育歴・職歴：中学卒．農業
- ▶ 家族：入院前は配偶者と二人暮らし．子どもたちも治療に協力的

2 メモリーブック介入の経緯と目的

1 介入に至る経緯

　Dさんは入院当初より，昔していた仕事や家族について生き生きと語っていました．病棟の看護師長より，そんなDさんに対して何かできないかと心理士へ介入依頼がありました．Dさんは，短期記憶障害により状況理解は曖昧ですが，読字機能や自伝的記憶は残存しており，他者に語ることも好きな様子だったため，病棟担当の心理士で検討した結果，メモリーブックを用いて介入することになりました．

2 目的

　メモリーブック作成を通して，①人生を振り返る，②思いを表現することを通してDさんらしく過ごせる時間を作る，③それを用いてスタッフ・家族と交流することにより，

入院生活全体の質の向上を目指しました．

3 メモリーブック作成過程

1 頻度と場所

病棟担当の心理士2名で担当し，ほぼ毎日，どちらかが5〜10分程度Dさんのもとを訪問しました．場所は病棟のホールであったり，病室であったり，その日の状況に応じてDさんとゆっくり話せる場所を選びました．

2 一連の作成方法

Dさんにメモリーブックの簡単な説明と導入について同意を得た後，「生い立ち」から順に思い出を聴取しました．初回は自筆を促しましたが，Dさんは拒んだため，以降は心理士らが代筆する形で聴取しました．Dさんの家族にもメモリーブック作成について説明し理解いただき，またDさんの写真をお借りするなど協力をいただきました．聴取した思い出は，心理士らがPowerPointを使用して文章と写真を統合し，印刷，表紙をつけて製本しました．表紙はDさんと一緒に飾りつけを行いました．

3 工夫した点

認知症に加え，肺がんを患っていたDさんは，日によって15〜20分ほど調子よく語る日もあれば，ひと言話すのもきつそうにみえる日もありました．きつそうな日は挨拶程度にとどめました．また，Dさんの語りをメモリーブックに載せる文章にする際は，丁寧に言葉を紡ぐDさんの語り口調を再現するよう，言葉をそのまま文章にするよう心がけました．

1 経過の概要

① 導入（X年7月）

はじめにDさんにメモリーブックの見本を見せ，「このように思い出を1冊にまとめる活動があります．よかったらDさんも思い出の本を作ってみませんか？」と紹介すると，Dさんから意欲的な返事がきかれました．

② メモリーブックの作成（X年7～8月）

Dさんの調子に合わせて，毎回1～3つ程度質問をして思い出を聴取しました．「小学校」の回では，当時の先生の名前まで詳細に思い出を語り，「いまでも遠いところから見てて『おーい！ Dちゃーん！』って呼んでる気がする」と，目を細めて昔を懐かしむように語っていました．両親とも明るく，歌って踊ることが好きな家族だったこと，仕事に責任感とやりがいを持ってやっていたことや，青年団で活躍したことなどを，時折目を輝かせ，ジェスチャーを交えながら語りました．また，「未来」の回では，孫や次世代の人たちに対してのメッセージとして，「いつも家族仲よく，歌って踊って，元気でいてください」と語りました．完成品を手渡すと，ページをめくるごとにじっと見つめ，読み込んでいるようでした．読後に『ようこんなにしゃべったもんじゃ（よくこんなにしゃべったものだなあ）』と笑っていました．その後すぐ，Dさんは内科疾患で転院しました．約3カ月後，内科治療を終えて再びB病院へ入院しました．

③ メモリーブックを使用しながらの介入（X年11月～X＋1年1月）

完成品は2部作成し，1部はDさんのベッドサイドテーブルに置き，スタッフや家族が手に取ってDさんとのコミュニケーションに使えるようにしました．もう1部は家族へ渡しました．調子が悪くなりベッドに臥床して過ごすことがほとんどになってきてからも，心理士2名で交代で訪問し，Dさんの調子がよいときは，ベッドサイドでメモリーブックの写真を見せながら話をしました．その後，だんだんと覚醒している時間が短くなり，やりとりも挨拶程度か，言葉を交わさずにしばらく一緒に過ごすような日が多くなり，しばらくしてDさんは他界されました．

2 Dさんの反応

メモリーブックの導入に快諾し，その日の調子に応じて，思い出を語りました．特に幼少期～成年期の思い出は詳細に語られ，思い出深い時期のようでした．熱心に語るDさんの姿は，倦怠感や不自由さを忘れて語りに熱中しているようにみえました．

3 周囲の反応

① 病棟スタッフ

　心理士によるカルテ記録や，完成したメモリーブックを読み，カルテに記載された生活歴や普段の会話だけでは見えてこなかったDさんの歴史や思いを知り，涙ぐむスタッフもいました．他界後のカンファレンスでは，「Dさんがいままでどんなふうに生きてこられたかを知ることができてよかった」「メモリーブックを通して話題の幅が広がり，かかわりのきっかけを見つけられた」などの感想が挙がりました．

② 家族

　面会時，メモリーブックを見ながらDさんに思い出を語りかけていました．Dさんの他界後に話した際には，お渡ししたものを読まれたとのことでした．

4 効果

　もともと思い出語りが好きだったDさんに対して，生い立ちから順に聴き取ることで，Dさんが個人的な思い出を回想するきっかけとなっていたと思われます．まるで，その時間は心身の不調を忘れているようでした．心理士らや他のスタッフも，Dさんにとっての思い出深い時期や思い入れの強いこと，普段あまり語られない思いについて知ることができ，Dさんの人柄の理解を助け，かかわりのきっかけとなっていました．

5 まとめ

　本事例においてメモリーブックは，思い出語りのきっかけとなっただけでなく，形にすることでDさんと心理士，他のスタッフや家族をつなぐツールとなっていたと思われます（図）．メモリーブックを介することで，つい症状や問題点についての会話になりがちな治療者同士や治療者と家族との会話を，より本人の歴史や尊厳に焦点をあてた会話へと促す一助となるのではないかと考えます．

　また，Dさんの語りや毎回おだやかに丁寧に対応される姿から，私たちはたくさんのメッセージや学びを受け取り，人生の先輩から生きるための力や知恵をいただく思いでした．エリクソンEH[1]は，老年期の適応の基盤として"生成継承性"[注]を重要視しました．Dさんが自分の人生や次世代へのメッセージを形にして残すことは，生成継承性を支えるものとなっていたのではないでしょうか．

注：文献1）では「生殖性」と訳されている

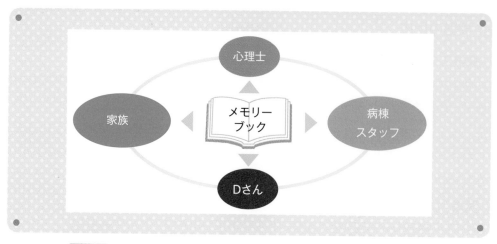

図 メモリーブックがつなぐDさん, 心理士, 病棟スタッフと家族

文献

1) EHエリクソン, JMエリクソン, HQキヴニック (著), 朝長正徳, 朝長梨枝子 (訳):老年期—生き生きしたかかわりあい. みすず書房, pp79-110, 1990

個人介入
一在宅生活でデイサービスの補完として実施した短期介入例

飯干紀代子（言語聴覚士・公認心理師・臨床心理士）

1 基本情報

- 年齢・性別：80歳代，女性（以下，Eさん）
- 原疾患：アルツハイマー型認知症
- 介護度：要介護 I
- 現病歴：X−3年，鍋をこがす，買い物に行って同じものを何度も買う，洗濯機の使い方をまちがえるなどの症状が続き，X−2年，近医にてアルツハイマー型認知症の診断を受ける．
- 既往歴：特になし
- 教育歴・職歴：高校卒，自営業（雑貨屋）
- 家　族：配偶者を若い頃に亡くす．長男夫婦と同居中

2 介入に至る背景

　80歳代女性のアルツハイマー型認知症のEさんは，週5日のデイサービスを利用しながら長男夫婦と在宅生活を続けていました．長男夫婦は2人とも教員で，どちらかが，なるべく18時には帰宅するように努めていました．しかし，デイサービスから16時頃帰宅するEさんが，18時までの2時間の間，そわそわして家を出て，門の前にしゃがみ込む，自宅前の道路を行ったり来たりすることが続きました．交通事故の危険を含め，長男夫婦は対応に苦慮していました．置き手紙，新聞や雑誌，テレビなど，Eさんが興味を持つような試みをしてきましたが，思ったような効果が得られませんでした．

　筆者らが主催した認知症相談会に息子夫婦が来場し，介入開始となりました．長男夫婦のニーズ・demand（要望）は，「できる限り自宅で看たい．しかし，心身ともに疲労感が蓄積していて，限界かなと思うこともある．自分たちが帰宅するまでの2時間をなんとかできないか」でした．

3 評価と介入方針

1 神経心理検査による評価

MMSEは 11/30 点，CSTD (communication screening test for dementia)（図1）は20/22点でした．近時記憶，ワーキングメモリー，見当識は低下していましたが，一方で礼節は保たれ，状況理解もある程度可能で，日常会話程度の疎通に問題はありませんでした．言語機能は，聴覚的理解，視覚的理解，発話，書字ともに，簡単な文章であれば十分可能でした．

2 生活歴

夫を戦争で亡くした後，雑貨店を一人で切り盛りして子どもを育てました．明るく社交的な性格で，周囲の人に好かれていました（長男から聴取）．

3 介入プログラム

①保たれている言語機能を使ったメモリーブックの作成，②本人の特技であったそろばんを使った計算，③かつてたしなんでいた短歌の書写，の3つを立案しました．②③については，本人の認知・言語機能に合わせて正解率80％程度に調整した課題を作成しました．

4 メモリーブック作成と経過

5回の聴取によりメモリーブックは完成しました．本人がもっとも熱っぽく語ったのは，夫没後，一人で切り盛りした雑貨店での仕事ぶり，近所の人とのやりとりの話でした．生き生きと，手ぶり身ぶりを交えて，楽しそうに語りました（図2）．

長男が自宅の古いアルバムから選んだ写真を本人とともに確認し，メモリーブックに載せました．本人の好きな赤色を表紙に使い，本人自室の机の上に，そろばん，短歌の書写セットとともに並べて置きました．デイサービス送迎スタッフに，帰宅時は本人自室の机の前まで誘導するよう依頼しました（図3）．

長男から聴取した約3週間の経過は次のとおりです．

「そろばんの計算，短歌の書写は，やったりやらなかったり．でも，メモリーブックは，毎日飽きずに熱心に必ず読んでいた．夕方，家の外に出ることはなく落ち着いてきた．私たち夫婦も，夕方，母を心配することがなくなった」

「メモリーブックを作るときに，昔の写真を探して久しぶりに見た．写真を見ながら，

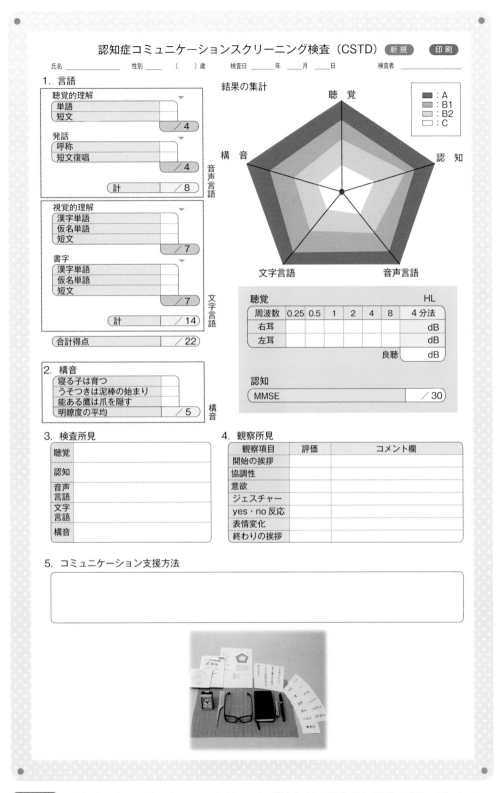

図 1 認知症コミュニケーションスクリーニング検査（CSTD）〔飯干紀代子（監）：認知症コミュ
ニケーションスクリーニング検査（Communication Screening Test for Dementia；CSTD）．エスコアール，2013
より許諾を得て転載〕

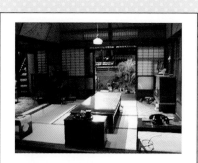

親戚の勧めで、守さんと結婚
しました。家庭を守りました。
優しい人で、私は一度も怒ら
れたことがありません。

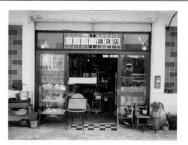

私は、世話好きです。
飯は食わんでも、人の世話をするの
が好きです。
大変なことは、なかったです。
近所のみんなが来てくれて、仲よく
過ごしていました。
本当に、頑張りました。

図2 Eさんのメモリーブックからの抜粋（仮名・仮称を使用）

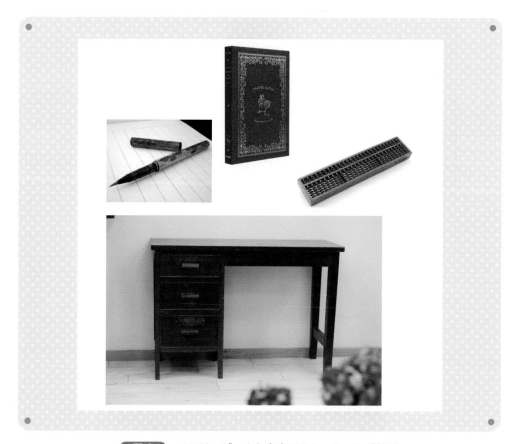

図3 メモリーブックと自宅でのセッティング状況

いままで母からやってもらったことを次々と思い出した．背筋をしゃんと伸ばしてメモリーブックを読んでいる姿を見ると，張り切って働いていた頃の元気な母に戻ったようで，涙が出た．介護はたいへんだが，頑張ろうという気持ちになった」

Eさんは，待機中であった特別養護老人ホームの入所が決まり，メモリーブック作成2カ月後に入所となりました．長男は，入所ホームにはメモリーブックも持って行き，スタッフに紹介したいと語りました．

5 まとめ

不安感から生じていたであろうEさんの夕方の落ち着きのなさが，メモリーブックを熱心に読むことで緩和し，家の中で一定時間安定して過ごせるようになりました．誰が何のためにこれを作ったのか，そして自分は前日もそれを読んだ，ということも忘れてしまっているEさんですが，あるいは，忘れているからこそEさんは，毎日，新鮮に，驚き，うなずき，懐かしそうに読みました．メモリーブックという形で人生を思い起こし，それを文章にして読むという行為は，たとえ認知症が重度であっても，本人にとって情動の安定をもたらすことが示唆されました．

夕方に外に出るのではないかという心配が減ったことで，長男夫婦の介護負担感はかなり軽減しました．加えて，メモリーブックを作る過程で昔のアルバムを見返すことで，本人との昔の思い出が呼び起こされ，介護者に前向きな気持ちが生まれるきっかけとなりました．認知症の介護負担をすべて解消することは困難でしょうが，このような介護者の気持ちの持ちようの変化は，連綿と続く介護の中で，小さくはありますが非常に価値のある出来事であるように思います．

また，認知症となり記憶が失われる中で最後まで残った思い出は，本人が何を大切に生きてきたかの証とも思われ，認知症の人の重要な残存機能といえます．本人が言ったとおりの文章を写真とともにアルバムという形にして共有することは，本人と子，本人と孫，高齢者と若い介護者など，世代や立場の異なる人と人の間を結ぶ深いコミュニケーションを手助けする活動ともいえるのではないでしょうか．

個人介入
─在宅の進行性失語症者への介入

関 道子（言語聴覚士）

1 基本情報

▶ **年齢・性別**：初診時70歳代後半，男性（以下，Fさん）．右利き
▶ **原疾患**：前頭側頭型認知症
▶ **介護度**：介護保険申請なし
▶ **現病歴**：5〜6年前より物忘れの自覚があり，認知症診療機関を受診．前頭側頭型変性症（前頭側頭型認知症）の診断を受ける．
▶ **既往歴**：Ⅱ型糖尿病（約30年前から）
▶ **教育歴・職歴**：大学卒．元会社員で退職後は篆刻家として活動
▶ **家　族**：妻と同居

2 介入に至る経緯

　70歳代男性の前頭側頭型変性症のFさんは，会社を定年後，篆刻家として創作活動や展覧会への出展などを行っていましたが，5〜6年前より物忘れの自覚がありました．ご自身が「認知症ではないか」と考え，「どのような認知症かを知りたい」との希望があり，認知症診療機関を受診しました．医師の診察時に多弁で迂遠な発話，喚語困難がみられ，失語症が疑われたため，言語機能の評価とリハビリテーション（以下，リハビリ）を目的として言語聴覚士による介入が始まりました．

3 評価

1 言語所見

　発話は多弁で，同じ話の繰り返しが多くみられました．喚語困難があり，ジェスチャーで代用する場面が観察されました．自身の経歴や今後の予定についての説明はおおむね可能でした．

2 神経心理学的検査

MMSEは23/30点（計算で4点，語の遅延再生で2点，復唱で1点の失点）．標準失語症検査（SLTA）「聞く」項目では，文レベルで軽度低下があり，「話す」項目では呼称が20問中9問の正答で，呼称障害がありました．音読は良好に保たれていました．そのほか，ことわざの補完課題では，語義理解障害，補完現象の消失を認めました．

3 画像所見

脳MRIでは，両側側頭極（左側優位）～側頭葉内側面の萎縮を認め，VSRAD（voxel-based specific regional analysis system for Alzheimer's disease）は4.56，ADS（Alzheimer's disease score）は0.97でした．

臨床症状および画像所見より，Gorno-Tempini[1] の原発性進行性失語（primary progressive aphasia：PPA）の診断基準における意味型PPA（semantic variant PPA：svPPA）と診断されました．

4 メモリーブック介入の目的

進行性失語のリハビリとして，機能改善を目的とするアプローチの報告がいくつかありますが，訓練終了と同時に訓練効果が急速に失われる[2]，機械的な丸暗記であり獲得された語が有効に機能していない[3] など，訓練効果が有効に機能することの困難さが示唆されています．一方で，機能維持・援助の観点からは，失われた機能を回復させようという視点ではなく，保たれている機能を維持することに徹する視点[4]，発話そのものの改善よりも，むしろコミュニケーションという相互干渉——話者と聴取者との情報のやりとり——という視点に立って援助していく方向[5]の重要性が示されています．

本症例は，語の意味理解障害や喚語困難・呼称障害はありますが，失語症の重症度は軽度～中等度の段階で，エピソードの記憶に目立った低下はなく，こちらの支援があれば自伝的記憶の取り出しが可能と考えられました．そこで，コミュニケーション機能維持・援助の観点からのアプローチとして，自伝的記憶の想起による記憶機能の賦活，想起された内容の口頭表出による言語機能の賦活を目的として，個別訓練のプログラムにメモリーブックの作成を導入することとしました．メモリーブックは，症状が進行する経過中，支援者に，本人について理解を深めてもらうツールとしても機能すると考えました．

5 メモリーブック作成過程

　4～8週に1回の言語聴覚療法の個別訓練時に，自伝的記憶の聴取を行いました．区分ごとに自記フォーマットを準備しましたが，自分で書字することはなく，言語聴覚士（以下，ST）が提示した区分について，想起されるエピソードを次々と発話しました．1つの区分のエピソードの想起を促しても，まったく別の時代の話題に転換したり，喚語困難のために何について話しているかわかりにくいことも多く，STが文字提示も行って発話内容を確認しながら作業を進めました．STは聴取した内容を文字化して，次の訓練時に提示し，再度確認しました．5回の訓練で一通りの聴取を終え，6回目に全体を確認する作業を行いました．

6 経過

　開始当初は，メモリーブック作成の目的を十分理解されず，何度も目的を問われ，とり組みにもやや消極的でしたが，文章化した内容と写真のマッチングを行い，ファイルに綴じ込んだ形を提示すると，作業に意欲的に取り組むようになりました．自身の篆刻作品の写真など，メモリーブックに取り入れたい写真を数多く持ってきて，文字化した内容の細かな修正を希望しました（図1）．

　時系列に沿ってエピソードを想起し，文章化された内容を音読・読解して振り返る，その内容についてSTと会話する機会を重ねることで，訓練中に同じ話を繰り返す，話題があちこちに転換することが減少しました．眼前にあるメモリーブックの内容をテー

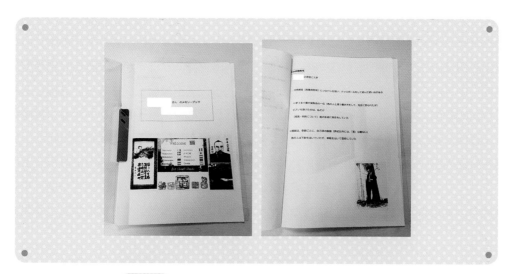

図1 進行性失語症の人のメモリーブック作成例

表	神経心理学検査の結果	
	初回評価（X年）	再評価（X＋1年）
MMSE	23/30 減点：計算（－4），遅延再生（－2）， 復唱（－1）	27/30 減点：遅延再生（－1），呼称（－1）， 復唱（－1）
TMT	A：88秒 B：314秒	A：85秒 B：136秒
コース立方体	IQ：82.8	IQ：93.7

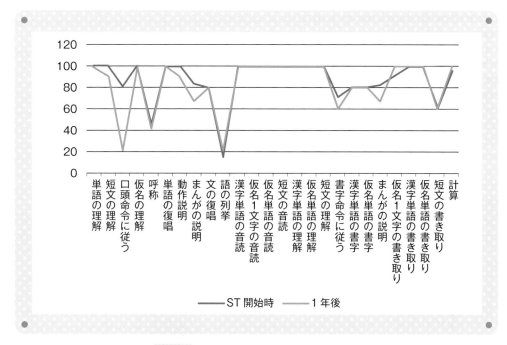

図2 標準失語症検査（SLTA）の結果

マとして話をすることで，その時々の話題の焦点化や会話への集中力の持続に役立った
と考えられました．

　メモリーブック完成から約2カ月後，言語聴覚療法を行っているクリニックに併設さ
れた認知症カフェで，スタッフに向けてメモリーブックの内容のプレゼンテーションを
本人が行う機会を設定しました．スタッフは，それ以前にこの対象者と話したことはあ
りましたが，失語症の影響で意思疎通は不十分な状態でした．自伝の内容を聴くことで，
本人についての理解が深まったとの声がスタッフからきかれました．

　1年後の神経心理学検査の結果では，全般的認知機能は著変なく維持されていました
（表）．また，標準失語症検査では，文脈がない場面での語の意味理解は低下しましたが，
他は著明な低下は認めませんでした（図2）.

7 まとめ

　これらのことから，進行性失語症者へのメモリーブックの導入は，コミュニケーション機能の維持・援助につながる可能性が考えられました．

文献

1）Gorno-Tempini ML, Hillis AE, Weintraub S, et al：Classification of primary progressive aphasia and its variants. *Neurology* **76**：1006-1014, 2011

2）Graham KS, Patterson K, Pratt KH, et al：Relearning and subsequent forgetting of semantic category exemplars in a case of semantic dementia. *Neuropsychology* **13**：359-380, 1999

3）Graham KS, Patterson K, Pratt KH, et al：Can repeated exposure to "forgotten" vocabulary help alleviate word-finding difficulties in semantic dementia？：an illustrative case study. *Neuropsychological Rehabilitation* **11**：429-454, 2001

4）岩田まな，吉村貴子，丸山めぐみ：認知症高齢者と介護家族間のコミュニケーションを支える言語聴覚療法研究への提言．言語聴覚研究 **14**：65-69，2017

5）池田　学：認知症者のコミュニケーション．高次脳機能研究 **35**：292-296，2015

集団介入
─介護保険病棟での3カ月間のグループ介入

松田美紗希（言語聴覚士）/ 神山未奈子（公認心理師・臨床心理士）

1 施設情報

はじめに当施設について紹介します．当施設は認知症外来などがあり，高齢者のための医療を専門にした400床の病院です．メモリーブックの活動は，介護保険病棟に入院中の人を対象に実施しました．

2 基本情報

参加者の内訳は表1のとおりです．平均年齢は86.3±17.3歳でした．認知症の種類と重症度は森ら[1]，Kurlowiczら[2]による得点分類に基づいて群分けを行い，MMSE 24〜30点の軽微群（以下，A群），21〜23点の軽度群（以下，B群），10〜20点の中等度群（以下，C群）としました．なお，対象者の一部には第6章第2節─②の「デイケアむつむ」の利用者も含まれています．

3 介入に至る経緯と目的

当施設は，認知症者が多く入院しており，重症度も様々です．日々の臨床で，かかわり方を工夫し残存機能を活用したかかわりをすることで，その人らしいコミュニケーションが図れ，能動的な行動がみられるようになると感じていました。そこで，残存機能を活用しながら認知症者自身の言葉で思い出を語り，また本人以外の人へ興味・関心を持つことを目的に，メモリーブックを用いた介入を開始しました．

4 メモリーブック作成過程

1 実施部門と従事したスタッフ

リハビリテーション部に所属する言語聴覚士と心理相談室に所属する臨床心理士によ

表1 参加者の内訳

対象	年齢 （実施時）	性別	主病名	重度
1	94歳	女	VaD	C群
2	86歳	男	VaD	C群
3	88歳	女	VaD	C群
4	90歳	女	AD	C群
5	69歳	男	VaD	A群
6	91歳	女	VaD	C群
7	89歳	女	AD	C群
8	78歳	女	AD	A群
9	86歳	女	DLB	B群
10	90歳	男	AD	B群
11	80歳	女	AD	C群
12	87歳	女	AD	C群
13	85歳	女	AD	C群
14	87歳	女	AD	C群
15	95歳	男	AD	C群
16	85歳	女	AD	C群
17	88歳	女	AD	C群
18	93歳	女	AD	A群
19	81歳	男	その他	B群
20	84歳	女	AD	B群

VaD：血管性認知症　AD：アルツハイマー型認知症　DLB：レビー小体型認知症

表2 1クールの流れ

回数	内　容
第1回	開会式，「生い立ち」の自記，聴取
第2～第6回	「小中学校」「思春期」「仕事」「結婚・家庭」「退職後」の自記，聴取
第7回	「未来」の自記，聴取
第8，第9回	写真，イラストの統合
第10回	製本
第11回	メモリーブックの贈呈，参加者間での読み合わせ
第12回	予備日

る4名前後で実施しました．

表3 1セッションの流れ

内　容	時間（分）
はじめの挨拶	5
見当識の確認	5
活動の目的確認	5
前回の活動の振り返り	10
本日のメイン活動	30
本日の振り返り	5
おわりの挨拶	
	計60分

2 場所と頻度

　場所は病棟のデイルームやデイケア実施室の一区画を使用し，頻度は週1回60分を1セッションとして，1クール12回の約3カ月間実施しました．

3 一連の作成方法

　1クールは表2の内容で進め，1セッションは表3のような時間配分で，スタッフ1人がグループを進行し，他のスタッフは参加者の隣につき補佐を行いました．

4 工夫した点

　開始と終了の挨拶は参加者が挨拶文を音読し，スタッフが参加者の名札を渡しながら出席を確認しました．見当識は日付や病院住所，病院名，グループ名を確認しました．活動目的を導入で確認することで，参加目的の再認識を促しました．前回の振り返りでは，聴取した思い出を黙読あるいは音読してもらい，「読む」残存機能を活用しました．第2〜第6回では，聴取する年代の社会的記憶の回想後に思い出の聴取を行いました．また，聴取は自筆を促し，書字に抵抗を示す人や能力的に困難な人には，まず氏名の自筆を促し，「書く」残存機能を活用しました．写真，イラストの統合は，実際の写真や思い出に沿った写真などを参加者に見てもらい挿入しました（図）．1クール通して参加者の主体性を大事にし，残存機能の活用に努めました[3]．

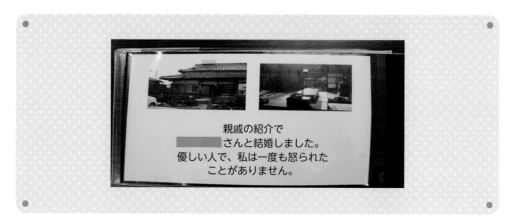

親戚の紹介で
　　　　さんと結婚しました。
優しい人で、私は一度も怒られた
ことがありません。

図 メモリーブックの写真・イラストの統合

5 経過

1 経過の概要

　グループの名前を「メモリーブックの会」と名づけて開催，1クールかけてメモリーブックを作成できました．参加者によってはメモリーブックの会の名前が定着する人もいました．思い出の想起の量・質は個々によって違いますが，全員が自身の思い出を想起し，他者に伝える様子がみられました．完成したメモリーブックを手にしてほほえむ姿も印象的でした．

2 参加者の様子

　書字の機会が少ない参加者でも，自分の言葉で文章を書く様子がみられました．他者の前で自身の思い出を話すことは経験を他者と共有でき，喜びとなっているように思えました．また，「コミュニケーションを大切にしなさい」という，次世代へのメッセージともとれる言葉を引き出すことができました．メモリーブックによる介入は，次世代のために何かを「遺す」という，祖父母的生殖性[4][5]注を引き出すツールにもなっているように思えました．

3 周囲の反応

　看護・介護スタッフは対象者の書字能力が残存していること，思い出が想起できることに驚きを示しました．そして，参加者に対して称賛の言葉をかけ，参加者への理解が

注：文献4）では祖父母的な生殖的機能と訳されている．社会の中の最年長者として，若年者が将来を担う責任ある大人になるための指導に貢献すること，信頼に足りうる人物になろうとすること[5]

深まりました.

4 効果（検査結果を含む）

　介入前後でMMSEと能動的態度評価[6]を実施し，認知面・行動面から介入効果を検証しました．MMSE得点は，18.5 ± 7.5から18.9 ± 7.9で0.4点上昇しました．重症度別では，C群のみ16 ± 4から16.7 ± 5.7で0.7点上昇しました．能動的態度評価では，すべての群で得点が上昇し，全体では58.1 ± 30.1から63.3 ± 32.3で5.2点〔$t(19) = 3$，$p < 0.01$〕，C群では49.7 ± 23.3から56.4 ± 25.4で6.7点の有意な上昇を示しました〔$t(12) = 2.8$，$p < 0.05$〕．

6 まとめ

　メモリーブックによる介入によりMMSE得点が改善しました．本事例は対照群，プラセボ群を設定した比較検討ではないため，メモリーブックの効果とは断言はできませんが，メモリーブックによる介入が認知面の改善に寄与する可能性を示唆しました．

　また，能動的態度評価も改善しました．残存機能を活用したメモリーブックの介入が，主体的行動やコミュニケーション意欲を高めたと推察されます．ほかに，他者とのかかわりが難しいC群にとってメモリーブックの介入は，自分の人生を語る場の提供となり，他者との交流が増え，コミュニケーション意欲の改善につながったと考えられます．

　本事例から，メモリーブックによる認知症高齢者への介入は効果的である可能性が示されました．メモリーブックの会を通して介入する中で，日頃会話が成立しにくい認知症者でも的確に思い出を語ったり，また他者の思い出に共感の言葉を述べたりする様子は，認知症者への介入の一つとしてメモリーブックの有効性，可能性を感じました．また，認知症者は介入者のかかわり方一つで本人らしい能力を発揮できることを実感しました．

文献

1）森　悦郎，三谷洋子：神経疾患患者における日本語版Mini-Mental Stateテストの有用性．神経心理学　**1**：82-90，1985
2）Kurlowicz L, Wallace M：The Mini-Mental State Examination（MMSE）. *J Gerontol Nurs*　**25**：8-9, 1999
3）三村　將，飯干紀代子（編著）：認知症のコミュニケーション障害―その評価と支援．医歯薬出版，2013
4）エリクソン EH，エリクソン JM（著），村瀬孝雄，近藤邦夫（訳）：ライフサイクル，その完結（増補版）．みすず書房，2001
5）阪本陽子：高齢期の社会化における「語り」の意義．教育研究所紀要　**14**：73-78，2005
6）前岡恵美：失語症者の能動的態度に関する検討―評価表の作成を試みて．音声言語医学　**49**：248-253，2008

第6章 事例紹介

第2節—②

集団介入
—デイケアのアクティビティとしての実施

竹原有季（公認心理師・臨床心理士）／佐抜友美（公認心理師・臨床心理士）／松田教弘（公認心理師・臨床心理士）

1 グループの紹介

1 施設情報

　はじめに，当院について紹介します．当院のある伊佐市は，鹿児島県最北部に位置し，熊本県との県境にあります．人口は24,000人，高齢化率は40％と高い水準にあります．

　当院は昭和29年に開設され，半世紀以上伊佐地区唯一の精神科医療機関として地域医療に従事しています．現在の病床数は165床です．なかでも，重度認知症デイケア「デイケアむつみ」には医療保険内で利用することができ，介護保険サービスと併用する人もいます．利用者は，自宅，当院系列のグループホーム，その他養護老人ホームなどから通っています．デイケアむつみの概要は図1に示します．

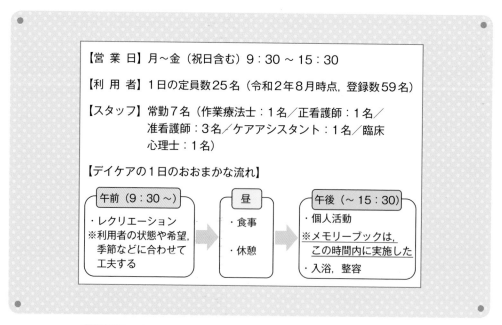

図1　大口病院重度認知症デイケア「デイケアむつみ」について

2 介入に至る経緯と目的

　メモリーブックを用いた活動は2014～2020年に計5つのグループで行いました．会には「メモリーブックの会」と命名し，午後の個人活動の一環で，デイケアむつみスタッフと心理相談室スタッフの協働で運営しました．

2 「メモリーブックの会」実施前の準備

　HDS-RとMMSEなど介入前評価を行い，日頃の利用者の様子や生活歴などを考慮し，グループを構成しました（表）．本来，メモリーブックは重度認知症の人にも導入可能ですが，当院デイケアでアクティビティとして実施する際は，認知機能が中度～軽度の状態にある人，比較的気分が安定している人，自記をいとわないと思われる人を対象としました．「メモリーブックの会」実施のおおまかな流れは図2のとおりです．

表 デイケアむつみでの「メモリーブックの会」の参加者

	参加者数	主病名	平均年齢	開始前 HDS-R 平均	開始前 MMSE 平均	完成後 HDS-R 平均	完成後 MMSE 平均
グループ①（2014）	5名（男性2名 女性3名）	アルツハイマー型認知症：3名 認知症：1名 アルコール性認知症：1名	86.6歳	17.0	18.4	18.4	19.8
グループ②（2014）	3名（男性0名 女性3名）	アルツハイマー型認知症：3名	87.3歳	16.0	16.3	11.6	15.3
グループ③（2015）	3名（男性0名 女性3名）	アルツハイマー型認知症：1名 うつ病・アルツハイマー型認知症：2名	86.6歳	17.3	16.6	16.0	19.0
グループ④（2016）	4名（男性0名 女性4名）	アルツハイマー型認知症：4名	89.8歳	16.5	17.5	14.5	18.3
グループ⑤（2020）	4名（男性0名 女性4名）	アルツハイマー型認知症：4名	86.5歳	16.5	18.0	17.8	22.0

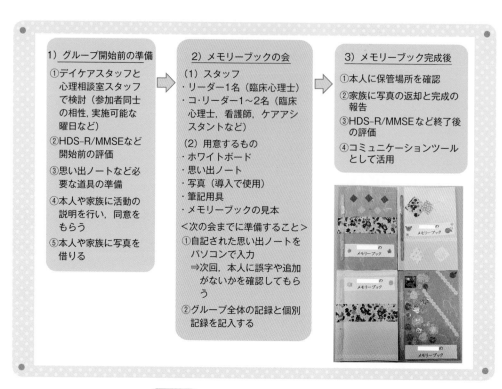

1) グループ開始前の準備

①デイケアスタッフと心理相談室スタッフで検討（参加者同士の相性，実施可能な曜日など）

②HDS-R/MMSEなど開始前の評価

③思い出ノートなど必要な道具の準備

④本人や家族に活動の説明を行い，同意をもらう

⑤本人や家族に写真を借りる

2) メモリーブックの会

（1）スタッフ
・リーダー1名（臨床心理士）
・コ・リーダー1〜2名（臨床心理士，看護師，ケアアシスタントなど）

（2）用意するもの
・ホワイトボード
・思い出ノート
・写真（導入で使用）
・筆記用具
・メモリーブックの見本

＜次の会までに準備すること＞
①自記された思い出ノートをパソコンで入力
　⇒次回，本人に誤字や追加がないかを確認してもらう

②グループ全体の記録と個別記録を記入する

3) メモリーブック完成後

①本人に保管場所を確認

②家族に写真の返却と完成の報告

③HDS-R/MMSEなど終了後の評価

④コミュニケーションツールとして活用

図2 「メモリーブックの会」の流れ

3 メモリーブック作成過程

1 工夫した点

　参加者に活動を理解し安心して参加してもらうために，毎回，活動の目的や流れをホワイトボードなどに書き，視覚的にも伝わるように工夫しました（図3）．参加者は，毎回初めて参加するといった反応を示す人，いまから何が始まるのかと不安を示す人もおり，活動の目的を毎回伝えることは重要だと感じました．回を重ねるごとに，活動があることを覚え，自ら参加する人もいました．

　各年代の思い出の聴取では，黙々と書く人もいれば，スタッフに話すことで思い出が次々と喚起される人もいました．可能な限り自記を促しましたが，なかには自記が苦手な人もおり，スタッフが代筆することもありました．その際には，次の回で，代筆した内容を本人に音読してもらうことで，文章の言い回しを確認するようにしました．集団介入ではありますが，個々の様子を観察しながら，参加者各自が取り組みやすい方法を提案できるとよいと思います．

　また，各年代の思い出を想起しやすくする手がかりとして，写真を活用するのも有効です．例えば，当時の時事（天皇陛下御成婚など），小学校の建物や教科書の写真など

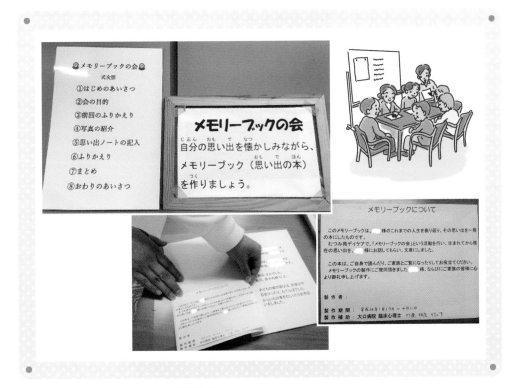

図3 活動時に使用する物の例

を提示し，参加者が当時をよりイメージしやすくなるように工夫しました．

　毎回活動後には，グループ全体の活動記録と個別記録を記入し，参加者の様子やスタッフの気づきを残しました．それにより，スタッフ間で情報を共有したり，活動の改善点を見つけたりすることができました．

　製本作業では，使用する写真を選んでもらったり，表紙を装飾したり，可能な限り本人に参加してもらいました．写真を選びながら，どこで，誰と，何のときの写真なのかを思い出して話した人もいました．写真の枚数は個人差がありますが，使用する枚数も本人の判断を尊重しました．お借りした写真は電子データ化して使用し，写真以外にもインターネット上のイラストなどを活用しました．

2 参加者の様子

　作成過程では，おのおのの人生を生き生きと語り，写真も加わり，当時のことが鮮明に思い出されるという場面がたびたびみられました．男性は仕事に関する出来事を振り返り懐かしむ様子がみられたのに対し，女性は子ども時代に夢中になったことや結婚前の仕事のことなどを懐かしむ姿が印象的でした．ある参加者は戦前に満州での生活経験を持っており，当時の街並みや生活の様子を教えてくれました．

またある参加者は，過去の思い出に加え，家族の写真も載せたいと希望し持参しました．過去を振り返るだけでなく，現在や未来に向けた内容もつづることで，この方の家族への思いを表現することができたのではないでしょうか．本人の家族からも完成したメモリーブックを読むことで，「改めて本人のこれまでの人生を振り返ることができた」という感想のお手紙をいただくこともありました．

しかし，参加者によっては，楽しい思い出だけでなく，つらい思い出を抱え，作成過程でつらい気持ちを吐露する場面もありました．その際は，スタッフも慎重に対応することが求められました．つらい記憶の中にも，本人が大事にしてきたことがあり，メモリーブック活動を通して，その記憶にも寄り添うことで，つらい思い出に新たな意味づけが得られる場合もありました．これは，本人が元来持ち合わせていた力や人柄なども大きく影響すると思われます．したがって，参加者おのおのの事情が事前に把握できる際には，それらをスタッフ間で共有し，本人が取り組みやすい内容を用意することも必要だと考えます．

3 周囲の反応と効果

完成したメモリーブックの保管については本人に意思を確認し，自宅，グループホーム，デイケアとさまざまな場所が保管場所となりました．「メモリーブックの会」参加者の家族には完成の報告とお礼を伝えました．メモリーブックは本人の記憶をもとに作成しており，実際の時代背景や史実とは異なる内容となる場合もあります．その点は，あくまでも本人の記憶に沿っている内容であることを家族にも説明しました（図3）．なかには，「事実とは違う部分がある」と，本人の現在の記憶に対して，家族が戸惑うケースもありました．そのため，メモリーブック完成後の活用に際しては，本人と家族のこれまでの関係性にも配慮しながら，メモリーブック（"いま現在"の本人の記憶や体験）の扱い方についても一緒に確認し合うことも大切であると思われます．

完成後の変化としては，参加者の認知機能の変化に有意な差はみられませんでしたが，観察面として，デイケア活動時間中に積極的になったり，意欲が向上したりしているという変化がありました．ほかにも，スタッフから「本人理解が深まった」「会話のきっかけとしてメモリーブックの存在が役立った」との意見もきかれました．改めて，メモリーブックがコミュニケーションツールの一つとして活用できると実感しました．

文献

1）令和元年度統計いさ
www.city.isa.kagoshima.jp（2021年3月9日閲覧）

巻末資料

○○様
ご家族の皆さまへ

年　月　日
○○デイケアセンター

メモリーブック活動のお知らせと
写真提供ならびに写真撮影に関する同意のお願い

謹　啓
　○○の候，皆様におかれましてはますます御清栄のこととお慶び申し上げます．日頃よりデイケア活動に対する格別のご理解を賜り厚く御礼申し上げます．
　このたび，本デイケアセンターでは，利用者様へのアクティビティの一環として，メモリーブックの作成とそれを用いた活動を実施しております．
　利用者様に，生まれてから現在に至るまでの思い出をお聞きしたり，書いたりしていただき，それを写真や絵と共に一冊のアルバムにまとめます．
　このアルバムはご利用者様の現在の記憶にもとづいて作成するものですので，必ずしも事実が記載されるとは限りません．また，このアルバムの保管につきましては，利用者様とご家族とのご相談により決めていただきます．

　今回，以上の点についての○○様，ご家族様のご了承のもと，メモリーブックを作成してまいりたいと思いますが，その作成にあたり，ご本人の思い出にまつわるお写真の提供と，メモリーブックを用いた活動中の写真撮影に関するご同意を賜りたく存じます．

　別紙の同意書をお読みいただき，「同意します」「同意しません」に印をつけ，ご本人かご家族代表者のお名前をお書きのうえ，下記の手順に沿って，返信用の封筒を○月○日（○）までにスタッフへお渡しくださるようお願い致します．

　ご多忙中のところ，大変恐れ入りますが，ご理解，ご協力をよろしくお願い申し上げます．

謹　白

同意書

1．メモリーブックで使用する写真の貸し出し

　製作にあたり，ご本人のお写真を使用させて頂きます．ご提供頂いたお写真は，個人情報の保護を遵守し，メモリーブックの用法の範囲内で使用し，コピー後に速やかにお返し致します．写真の選び方については別紙をご参照ください，との説明を受けました．その上で

> 写真提供に　　　　・同意します　　　・同意しません

2．メモリーブック活動中の写真撮影について

　今後のメモリーブック活動における更なる職員の技能向上を目指し，メモリーブック活動中の様子を写真・ビデオに撮影したいと考えています，との説明を受けました．その上で

> 写真提供に　　　　・同意します　　　・同意しません

　撮影した写真は，病院内外の研究発表でメモリーブック活動の発表のために使用させて頂く場合がございます，との説明を受けました．その上で

> 病院内外での使用について
>
> ・どちらも同意します　　・病院内のみ同意します　　・どちらも同意しません

> 【同意者記入欄】　　（ご本人様のお名前：　　　　　　　　）
> 　　　　　同意年月日：＿＿＿＿＿年＿＿＿月＿＿＿日
> 　　　　　ご本人のご署名：＿＿＿＿＿＿＿＿＿＿＿＿＿＿＿＿＿㊞
> 　　　　　　　　　　　　（代筆の場合は，ご本人印を押してください）
> 　　　　　　代筆者のご署名：＿＿＿＿＿＿＿＿＿＿＿＿＿＿＿＿＿
> 　　　　　　　　（ご本人との関係：　　　　　　　　　　）
> 　　　　　　　　（代筆の理由などの備考：　　　　　　　　）
> 　　　　ご家族様のご署名：＿＿＿＿＿＿＿＿＿＿＿＿＿＿＿＿㊞
> 　　　　　　　　（ご本人との関係：　　　　　　　　　　）

　　　　※返信用の封筒に入れ，＿＿＿月＿＿＿日までにスタッフにお渡しください．

思い出ノート（生い立ち）

<u>　　　　　年　　月　　日　　曜日　名前　　　　　　　　</u>

①生まれた場所はどこですか？

②両親の名前と思い出を教えてください．

③きょうだいは何人いましたか？

④子どもの頃の遊びはどんな思い出がありますか？

⑤家のお手伝いはどんな思い出がありますか？

⑥正月，お盆，七夕など，どんな思い出がありますか？

＜留意点＞
※参加者の状況に応じて，質問の文言をテーマに沿って変更してもよい．
　例：「お父さんの名前は何ですか？」「お母さんの名前は何ですか？」
　例：具体的な遊びの名前（おはじき，お手玉など）を表記してたずねてもよい．
※正月，お盆，七夕以外にも，家族の思い出があれば聞き出していく．

思い出ノート（小学校）

年　　月　　日　曜日　名前

①通っていた小学校の名前は何ですか？

②思い出に残っている先生の名前は何ですか？

③小学校ではどんな思い出がありますか？

④学校に行くときはどんな服装でしたか？

⑤好きな科目，嫌いな科目は何でしたか？

＜留意点＞
※参加者の状況に応じて，質問の文言をテーマに沿って変更してもよい.
　例：小学校の思い出は，年代や個人の時代背景に合わせて，入学式，運動会，遠足，紀元節，卒業式
　　　など行事の内容を変化させてみる.

思い出ノート（10代の頃）

　　　年　　月　　日　　曜日　名前

①小学校を卒業してから通った学校や習い事はありましたか？

②思い出に残る流行歌は何ですか？

③思い出に残る娯楽は何ですか？

④思い出に残る食べ物は何かありますか？

⑤10代の頃はどんな服装でしたか？

<留意点>
※参加者の状況に応じて，質問の文言をテーマに沿って変更してもよい．
※娯楽は映画，漫画，野球や相撲などのスポーツに関することなど，個々にたずねてもよい．

思い出ノート（仕事）

____年____月____日____曜日　名前_____

①どんな仕事をしていましたか？

②職場はどこにありましたか？

③仕事をしていて嬉しかったのはどんな時でしたか？

④仕事をしていて何が一番大変でしたか？

⑤仕事をしていてやりがいを感じたのはどんな時ですか？

⑥他にやってみたい仕事がありますか？

＜留意点＞
※参加者の状況に応じて，質問の文言をテーマに沿って変更してもよい.

思い出ノート（結婚・家庭生活）

___年___月___日___曜日　名前___

①結婚は何歳頃でしたか？

②相手はどんな人でしたか？　相手の良いところはどんなところですか？

③子どもは何人いますか？　息子ですか？　娘ですか？

④子育てにおいて心がけていたことは何ですか？

⑤家族で過ごした思い出深い出来事は何ですか？

⑥家庭生活で大切にしていたことは何ですか？

＜留意点＞
※参加者の状況に応じて，質問の文言をテーマに沿って変更してもよい．
※配偶者に対するポジティブな思い出が少ない場合は，子どもに関する項目を増やすなど対応する．
※子どもがいない場合は夫婦に関する項目や「家族」を「夫婦」に置き換えるなど対応する．
※子どもや配偶者との死別や苦労話が事前にわかっていれば，項目から除外することも可能だが，自然な話の流れでネガティブな話題になった場合は語られた後のフォローが必要．
　例：「大変な苦労をどのようにして乗り越えてきたのですか？」
　例：「いままで頑張ってこられた秘訣は何ですか？」
上記のような質問をつけ加えることで，語り手の意識を変えていく．

思い出ノート（趣味）

　　　年　　月　　日　　曜日　名前

①学校を卒業してからどのように過ごしていましたか？

②休日はどのように過ごしていましたか？

③趣味は何ですか？

④旅行に行くことがありましたか？
　どんな所を旅行しましたか？

⑤家族や親戚とのつき合いはありましたか？

＜留意点＞
※参加者の状況に応じて，質問の文言をテーマに沿って変更してもよい．
※未婚や未就労の方向けに使用する．
※趣味や余暇活動について事前に情報があれば項目として載せる．

思い出ノート（60歳頃から現在）

<u>　　　　年　　月　　日　　曜日　名前　　　　　　　</u>

① 60歳を過ぎて，家で何の仕事（役割）をしましたか？

② 60歳を過ぎてから，楽しみにしていたことは何ですか？

③ 毎日の日課がありますか？　どんな日課ですか？

④ 地域のどんな活動に参加しましたか？

⑤ ご近所の人とどんなお付き合いがありましたか？

＜留意点＞
※参加者の状況に応じて，質問の文言をテーマに沿って変更してもよい．

144

思い出ノート（未来）

　　　年　　月　　日　　曜日　名前

①人生の中で大事にしてきたことは何ですか？

②人生の中で，一番印象に残っているのは何歳頃ですか？　その理由は何ですか？

③いままでの人生を振り返り，どんな人生だったと思いますか？

④これからの生活でやってみたいことはありますか？あればどんなことですか？

⑤若い世代の人に伝えたいことは何ですか？

＜留意点＞
※参加者の状況に応じて，質問の文言をテーマに沿って変更してもよい.

― 索引 ―

編者紹介

飯干紀代子

志學館大学人間関係学部心理臨床学科 教授，同大学院心理臨床学研究科
科長．言語聴覚士，公認心理師，臨床心理士，保健科学博士

■略歴
1985 年 3 月鹿児島大学法文学部人文学科卒業，1987 年 3 月同大学院人
文科学研究科文化基礎論修士課程修了，2007 年九州保健福祉大学大学院
保健科学研究科保健科学専攻博士（後期）課程修了．博士（保健科学）．
1987 年 4 月高齢者医療施設パールランド病院心理療法室室長，2000 年
4 月九州保健福祉大学保健科学部言語聴覚療法学科講師，2009 年 4 月
同大学教授，2012 年 4 月志學館大学人間関係学部心理臨床学科教授，
2019 年 4 月同大学大学院心理臨床学研究科科長，現在に至る．
■著書
『実践　認知症診療―認知症の人と家族・介護者を支える説明』（分担
執筆，医薬ジャーナル社，2013 年），『高齢者の言語聴覚障害―症例か
ら学ぶ評価と支援のポイント』（編著，建帛社，2015 年），『看護にいか
す―認知症の人とのコミュニケーション　現場で使える理論とアプロー
チ』（著，中央法規出版、2019 年）など多数．
■所属学会
認知神経科学会（評議員），一般社団法人日本高次脳機能障害学会（代
議員），一般社団法人日本言語聴覚士協会（代議員）など．

メモリーブックの活用法
～効果ある認知症の人とのコミュニケーション

発　行	2021 年 5 月 10 日　第 1 版第 1 刷Ⓒ
編　著	飯干紀代子
発行者	青山　智
発行所	株式会社 三輪書店
	〒113-0033　東京都文京区本郷 6-17-9　本郷綱ビル
	TEL 03-3816-7796　FAX 03-3816-7756
	http://www.miwapubl.com
装　丁	株式会社オセロ
印刷所	株式会社 新協

ISBN 978-4-89590-723-1 C3047

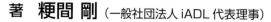

■ リハビリに関わる機能障害の種類ごとに脳画像を学べる新しい勉強本

国家試験にも臨床にも役立つ！
リハビリPT・OT・ST・Dr.のための
脳画像の
新しい勉強本

好評書

著　粳間 剛（一般社団法人 iADL 代表理事）

　本書は、リハビリに関わる機能障害の種類ごとに脳画像を学べる新しい勉強本です。まずは片麻痺の画像だけ覚えたい。失語の要素症状を系統立てて脳画像をマスターしたい。そんな人におススメです。例題・症例で理解度を確認しながら、生きた知識を身につけることができます。一般的なCT・MRIだけでなく、各種の脳機能画像、拡散テンソル Tractography などの最新の脳画像まで網羅。王道の知識から最新知見までこれ一冊でOK。国家試験にも臨床にも役立ちます。読者特典画像のダウンロードQRコード付き！　そのまま講義や勉強会のスライドに使えます。臨床とリンクする脳画像解析を積み上げてきた筆者が満を持して送る1冊。オールフルカラーです！

● 定価4,400円（本体 4,000円＋税）B5 312頁　2019年　ISBN 978-4-89590-672-2

お求めの三輪書店の出版物が小売書店にない場合は，その書店にご注文ください．お急ぎの場合は直接小社に．

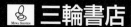

〒113-0033 東京都文京区本郷6-17-9 本郷綱ビル
編集 ☎03-3816-7796 ℻03-3816-7756　販売 ☎03-6801-8357 ℻03-6801-8352
ホームページ：https://www.miwapubl.com

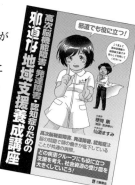
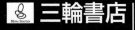

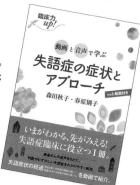
● **定価5,280円**（本体 4,800円＋税）B5 128頁　2017年　ISBN 978-4-89590-619-7

お求めの三輪書店の出版物が小売書店にない場合は，その書店にご注文ください．お急ぎの場合は直接小社に．

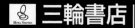
三輪書店　〒113−0033 東京都文京区本郷6−17−9 本郷綱ビル
編集☎03-3816-7796 ℻03-3816-7756　販売☎03-6801-8357 ℻03-6801-8352
ホームページ：https://www.miwapubl.com